D1718968

Beiträge zur Kardiologie

Herzinfarkt – Rehabilitation

Sozialmedizinische Analysen und Vorstellungen
Vorschläge zur organisatorischen Verbesserung

Herausgegeben von
E. O. Krasemann, Hamburg

Beiersdorf-Schriftenreihe
im perimed Verlag Dr. med. D. Straube, D-8520 Erlangen

ISBN: 3 – 921 222 – 82 – 6

Satz und Druck: Tümmel, Nürnberg

Inhaltsverzeichnis

3

Kapitel 3
Das „Hamburger Modell" der Herzinfarktrehabilitation

Kapitel 4
Auswirkungen organisierter Herzinfarktrehabilitation.
Komplikationen in den Sportgruppen am Wohnort

Vorbemerkungen

Vorstellungen, Analysen sowie Vorschläge und Umsetzungen in die Praxis sind am Modell der Rehabilitation des Herzinfarktes theoretisch erarbeitet und praktisch erprobt worden, können aber auf andere Krankheiten mit Modifikation übertragen werden. Sozialmedizinische, darunter besonders versicherungsrechtliche und organisatorische Faktoren, die vielfach als nebensächliche, nicht spezifisch ärztliche Probleme bewertet werden, sind absichtlich ausführlicher dargestellt. Planungsprobleme, damit zusammenhängend Effektivität und Effizienz von Gesundheitssystemen sollten bei limitierten Geldmitteln mehr beachtet werden.

Die gesetzlichen Bestimmungen der Sozialversicherung sind in den letzten Jahren verbessert worden und müßten daher im Interesse der Patienten bekannter sein. Nach unseren Erfahrungen bei jahrelanger Beschäftigung mit dieser Materie sind die organisatorischen Faktoren bei der Rehabilitation des Herzinfarktes in der Wichtigkeit vergleichbar mit den medizinischen Risikofaktoren („Bürokratische Risikofaktoren").

Vorliegende und eigene Erfahrungen haben die spezielle Organisationsform des „Hamburger Modelles" beeinflußt. Es wird dabei der Versuch unternommen, die umfassende, nahtlose Behandlung bis zum bestmöglichen Heilerfolg zu verwirklichen und darüber hinaus eine lebenslange Weiterbetreuung in Zusammenarbeit mit den behandelnden Ärzten anzubieten. Besonders ermutigt haben mich nach der ersten Veröffentlichung zur Weiterarbeit über diese Fragen Prof. Dr. K. Donat, Prof. Dr. M. J. Halhuber, Prof. Dr. Dörken und Prof. Dr. H. Jungmann. Die Darstellung des Themas wäre nicht möglich gewesen ohne die seit Jahren bestehende fruchtbare Teamarbeit in der *Arbeitsgemeinschaft für kardiologische Prävention und Rehabilitation e. V., Hamburg.* Viele von den Mitgliedern erarbeitete Ergebnisse sind hier aus sozialmedizinischer Sicht als gemeinsames Konzept niedergelegt, damit soll nicht einem umfassenden Bericht über das „Hamburger Modell" unter mehr klinischen und sportmedizinischen Gesichtspunkten vorgegriffen werden.

Kapitel 1

Definition der Rehabilitation im medizinischen Sinne.
Gesetzliche Grundlagen. Verantwortlichkeit.
Lehre und Forschung. Anwendung auf den Herzinfarkt

1.1 Definition und Diskussion des Begriffes Rehabilitation im medizinischen Sinne

Man findet unter dem Stichwort „Rehabilitation" in den Lexika der letzten Jahrzehnte die Formulierung „Wiedereinsetzung in strafweise entzogene Rechte". Der medizinische Bezug auf die Wiederherstellung nach körperlicher oder geistiger Versehrtheit war noch nicht vorhanden und ist erst in den letzten Jahren aufgenommen worden. Zum ersten Male (wenn auch ohne wesentliches Eindringen in das Bewußtsein der Ärzte) wurde der Terminus „Rehabilitation" in medizinischem Sinne im Jahre 1844 in der deutschen Literatur verwendet. Der Staatsrechtler F. J. Ritter von Buss (212) schrieb damals in seinem Buch „Systeme der gesamten Armenpflege nach den Werken des R. von Gerando und nach eigenen Ansichten": „Vielmehr soll der heilbare Kranke vollkommen rehabilitiert werden, er soll sich zu der Stellung wieder erheben, von welcher er herabgestiegen war, er soll das Gefühl seiner persönlichen Würde wiedergewinnen, mit ihm ein neues Leben." Diese Definition deckt sich inhaltlich mit derjenigen der Internationalen Arbeitsorganisation von 1955, wonach unter Rehabilitation die Herstellung bzw. Wiederherstellung Körperbehinderter bis zum höchstmöglichen Grade ihrer Fähigkeit in körperlicher, geistiger, sozialer, beruflicher und wirtschaftlicher Hinsicht zu verstehen ist. Hier findet man die heute üblicherweise zu beachtenden drei Dimensionen der Rehabilitation im medizinischen Sinne. Es sind das die Bemühung zur bestmöglichen Wiederherstellung in körperlicher, psychosozialer und gesellschaftlicher Hinsicht. Die Definition von P. Houssa (116) sei angeführt: „Heilen heißt nicht nur Wiedergesundmachen, sondern auch alles ermöglichen, was Gesundheit in einem strengeren sozialen und menschlicheren Rahmen erlaubt – Familienleben zunächst, dann Gemeinschafts-, schließlich Berufsleben." Hier wird die Wiedereingliederung in das Berufsleben zuletzt genannt, dagegen wird die Wiedereingliederung in das Familienleben und in die Gemeinschaft vorrangig betrachtet. Diese Rangfolge berücksichtigt das Gesetz über die Angleichung der Leistungen zur Rehabilitation* noch nicht voll. Dort heißt es im § 1 Abs. 1: „Die medizinischen, berufsfördernden und ergänzenden Maßnahmen und Leistungen zur Rehabilitation im Sinne dieses Gesetzes sind darauf auszurichten, körperlich, geistig oder seelisch Behinderte möglichst auf Dauer in Arbeit, Beruf und Gesellschaft einzugliedern." Das Gesetz bringt wesentliche Fortschritte gegenüber geltenden Regelungen, jedoch sollte bei späteren Änderungen der Primat der Eingliederung bzw. Wiedereingliederung in die gesellschaftlichen Bezüge noch mehr herausgestellt werden, denn das bedeutet auch Eingliederung bzw. Wiedereingliederung in Arbeit und Beruf. Es sollte die Meinung von Schäfer und Blohmke gelten (217), wonach Rehabilitation der gesellschaftliche Auftrag der Medizin schlechthin ist.

Terminologisch wird zwischen Rehabilitation und Habilitation unterschieden. Die Habilitation bezeichnet die Besserung eines primären, meist angeborenen Zustandes mit bestmöglicher Eingliederung in die Gesellschaft. Jedoch

---

* Bundestagsdrucksache 7/2245 vom 12. 6. 74, Inkrafttreten 1. 10. 74

ist es aus versicherungsrechtlichen Gründen zweckmäßiger, den Komplex Habilitation auch unter dem allgemein gebrauchten Oberbegriff „Rehabilitation" einzuordnen. In der schon genannten Definition der Internationalen Arbeitsorganisation und im Gesetz zur Angleichung der Leistungen in der Rehabilitation ist das geschehen.

Es muß hier auch angeführt werden, was Rehabilitation nicht bedeuten sollte, nämlich die vielen auf Wunschvorstellungen und auf Erfolg vorprogrammierten Kuren, die inzwischen eine gewisse Modeerscheinung geworden sind und sich zu einer Art sozialen Besitzstandes entwickeln (9). Nur ein Teil der in den Kurorten und Badeorten angebotenen Maßnahmen sind echte medizinische Rehabilitationskuren. Aufenthalte in Pensionen und Hotels ohne ärztliche Aufsicht sind abzulehnen, zumindest innerhalb des ersten Jahres nach dem akuten Ereignis (149). Die medizinischen Rehabilitationsmaßnahmen beim Herzinfarkt können auch an anderen Orten durchgeführt werden (bezüglich des Klimas siehe 3.2.4). Nach Schäfer und Blohmke (217) wäre es am einfachsten, jeder größeren Klinik eine eigene Abteilung für Rehabilitation anzugliedern. Für die Nachbehandlung von Herzinfarkten können nur fachärztlich geleitete Einrichtungen mit entsprechenden Möglichkeiten der Diagnostik und Therapie (Intensivpflegeeinheit) anerkannt werden.

Die medizinische Versorgung beim Herzinfarkt muß alle Maßnahmen umfassen und ohne Unterbrechung von der akuten Erkrankung bis zur bestmöglichen Wiederherstellung fortgeführt werden (31, 85, 150, 182, 184). Die versicherungsrechtlich bedingte Aufteilung in Akutbehandlung und Rehabilitation ist daher eigentlich unfruchtbar (156). Bei der Wiederherstellung des Herzinfarktes kann es sich nicht um einen zeitlich begrenzten, sondern nur um einen lebenslangen Vorgang handeln, der in die Zweitprävention mündet. Noch so effektive Rehabilitationskuren können nur sinnvoll sein als Beginn einer lebenslangen Behandlung und Überwachung durch den Arzt und als Anstoß für gesundheitsbewußtes Verhalten des Patienten (71, 76, 154, 217, 251, 260, 261).

Neben den für Herzinfarkte eingerichteten Sportgruppen am Wohnort (siehe Kapitel 3), die wir im Rahmen von Sportvereinen betreiben, können wir uns für die Rehabilitation im Falle anderer Krankheiten vorstellen, daß eine Behandlung in Gemeinschaftspraxen oder anderen Einrichtungen am Wohnort des Patienten fortgeführt wird, wenn entsprechende Voraussetzungen wie Turnsaal und Schwimmbad vorhanden sind, und wenn einer der Kollegen sich auf solche Nachbehandlungen spezialisiert (Sportarzt) oder geeignete Mitarbeiter beschäftigt (z. B. Bewegungtherapeuten). Diese unsere Anregung (149, 150) wurde aufgegriffen und wird zurzeit beim Bau und der Einrichtung einer Gemeinschaftspraxis in Hamburg verwirklicht.

1.2 Gesetzliche Bestimmungen für die medizinische und daraus folgende berufliche Rehabilitation

1.2.1 Die Unfallversicherung regelt in den §§ 556–569 RVO Maßnahmen Unfallversicherung zur Wiederherstellung der Erwerbsfähigkeit, zur Berufshilfe und zur Erleichterung von Verletzungsfolgen. Vorrangig ist das Ziel, den Verletzten wieder in die Arbeit einzugliedern. Immerhin kann auch nur auf Linderung der Verletzungsfolgen hingearbeitet werden (254). Bei Herzinfarkten ist ein Unfallgeschehen in der Auslösung zwar selten angenommen worden, aber in der Literatur bekannt. So hat Dörken sechs Fälle veröffentlicht, bei denen es im Anschluß an Verbrennungen zum Herzinfarkt gekommen ist (54). Verschlimmerungen des Grundleidens durch Arbeitsvorgänge bei extremen körperlichen Anstrengungen mit Pressen, auch zusätzlich durch psychische Streßsituation, wenn diese massiv und kurzfristig vorhanden war, nehmen Eisenreich und Walther an (62). Zwei autoptisch gesicherte Fälle hat Aufdermauer (7) veröffentlicht, wo physische und psychische Einflüsse zusammen den Infarkt ausgelöst haben (36jähriger Langstreckenläufer bricht bei 31 km zusammen; 66jähriger Polizist bekommt Herzschmerzen bei schwieriger, auch körperlich anstrengender Festnahme). Auch der Stromunfall wird hier wie bei Dörken angeführt, wobei das Herz aber direkt im Stromkreis gelegen sein muß. Nach einem Gerichtsurteil* erlitt ein Mann durch psychische und physische Belastung während des Einsatzes an einer Brandstelle einen Herzinfarkt. Die körperlich bedingte Infarktgefährdung lag zwar schon vor dem Brande vor, eine gleichwertige Mitverursachung durch äußere Einwirkungen wurde aber angenommen. Fälle von Commotio und Contusio cordis mit Auslösung eines Herzinfarktes sind von Hochrein (108) beschrieben worden. Stumpfe Gewalteinwirkung auf den Brustkorb können Zerreißung der Gefäßwände und subendocardiale Blutungen hervorrufen.

1.2.2 In der Rentenversicherung erlaubt der § 1236 RVO in Verbindung Rentenversicherung mit § 1237 RVO Maßnahmen, wenn die Erwerbsfähigkeit eines Versicherten infolge von Krankheit oder anderer Gebrechen oder Schwäche seiner körperlichen oder geistigen Kräfte gefährdet oder gemindert ist und durch Maßnahmen der Heilbehandlung, der Berufsförderung und sozialen Betreuung voraussichtlich erhalten, wesentlich gebessert oder wiederhergestellt werden kann. Über diesen Paragraphen und analoge Bestimmung (§§ 13 bzw. 14 Angestelltenversicherungsgesetz und Reichsknappschaftsgesetz §§ 35 und 36) werden seit Jahren Heilverfahren über die Rentenversicherungen der Arbeiter und Angestellten bei Herzinfarkten durchgeführt. In den erforderlichen Fällen, die allerdings beim Herzinfarkt nicht häufig sind (125, 150), erfolgen Umschulungen in andere Berufe oder auch nur Hilfestellungen bei Umsetzungen im alten Betrieb oder auf andere Arbeitsplätze in anderen Betrieben (siehe Kapitel Eingliederung in Arbeit, Beruf und Gesellschaft 5). In den letzten Jahren sind für Herzinfarkte zunehmend sogenannte Anschlußheilverfahren mit schneller oder direkter Verlegung vom Akutkrankenhaus in

---

* Verwaltungsgericht Kassel I. E. 81/68 vom 21. 1. 70

eine Rehabilitationsklinik erfolgt. 1969 noch mußte Halhuber (85) in einer größeren Arbeit das Für und Wider der Anschlußheilmaßnahmen diskutieren und verteidigen. Heute gibt es Rehabilitationskliniken, die bereits über die damaligen Vorstellungen hinaus den Infarktkranken wenige Tage nach dem akuten Stadium übernehmen.

Schwerbehindertengesetz 1.2.3 Nach dem verbesserten Schwerbehindertengesetz (am 1. 5. 1974 in Kraft getreten) ist der geschützte Personenkreis auf alle Schwerbehinderten ausgedehnt, unabhängig von der Art und der Ursache der Behinderung; es gilt damit auch für Behinderungen des Herz-Kreislauf-Systems. Schwerbehinderte sind alle körperlich, geistig oder seelisch Behinderten, die in ihrer Erwerbsfähigkeit nicht nur vorübergehend um wenigstens 50 % gemindert sind. Für diesen Personenkreis müssen Firmen und Arbeitgeber der öffentlichen Hand mit mindestens 16 Arbeitsplätzen 6 % der Arbeitsplätze für Schwerbehinderte bereitstellen oder ersatzweise einen Geldbetrag für die Arbeits- und Berufsförderung Schwerbehinderter entrichten. Die Schwerbeschädigten erhalten jährlich einen Zusatzurlaub von 6 Arbeitstagen. Es bestehen Kündigungsschutzklauseln. Mit Vollendung des 62. Lebensjahres kann ohne Rücksicht auf Art der Ursache der Behinderung der Antrag auf vorgezogenes Alters-Ruhegeld gestellt werden. Bei einer Behinderung unter 50 % und von mindestens 30 % kann die sogenannte Gleichstellung auf Antrag erfolgen. Das hat für den Behinderten dann auch den Kündigungsschutz zur Folge. Nach den vom Bundesministerium für Arbeit und Sozialordnung in Buchform herausgegebenen Anhaltspunkten für die ärztliche Gutachtertätigkeit (3) ist die Leistungseinbuße je nach dem Stadium des Kreislaufleidens zu berücksichtigen. Herzinfarkte mit Schädigung der Herzmuskelfunktion werden als leistungsbeeinträchtigend beschrieben. Nach der tabellarischen Aufstellung der Minderung der Erwerbsfähigkeit (MdE) sind Kreislaufschäden ohne wesentliche Leistungsbeeinträchtigung selbst bei gewohnter stärkerer körperlicher Belastung bis 20 v. H. MdE zu bewerten. Das würde rudimentären Herzinfarkten mit keinerlei haemodynamischen Folgen entsprechen. Leistungsbeeinträchtigung bei stärkerer Belastung soll mit 30–40 v. H. MdE bewertet werden. Hier würden alle mittelschweren, aber gut verheilten Herzinfarkte ohne ernste Rhythmusstörungen und ohne deutliche Zeichen der Myokardinsuffizienz oder unter guter Behandlung der Insuffizienzerscheinungen einzuordnen sein. Diese Patienten können die Gleichstellung beantragen. Mit 50–80 v. H. der MdE sollen Fälle beurteilt werden mit Leistungsbeeinträchtigung bereits bei leichter Belastung. Hier wären Patienten mit Myokardinsuffizienz, mit häufigen, d. h. täglichen pektanginösen Beschwerden, häufigen Rhythmusstörungen sowie Neben- und Folgeerkrankungen (z. B. Diabetes mellitus, cerebrale und arterielle Durchblutungsstörungen) einzuordnen. Wenn eine Leistungsbeeinträchtigung bereits in Ruhe besteht, beträgt die MdE 80 v. H. Die Beurteilung nach der angegebenen Tabelle ist überwiegend abhängig gemacht von dem Grad der Myokardinsuffizienz. Die Beurteilung dieses Befundes ist aber exakt nur möglich durch intrakardiale Druckmessungen mit Hilfe des Herzkatheters. Diese Untersuchungen werden bei nicht völlig eindeutigen Fällen in den Rehabilitationskliniken durchgeführt.

1.2.4 Das Arbeitsförderungsgesetz (AFG §§ 56–62) bestimmt, bei den Arbeitsförderungsgesetz Maßnahmen der Arbeits- und Berufsförderung Behinderter die besonderen Verhältnisse in körperlicher, geistiger und seelischer Hinsicht zu berücksichtigen. Zur beruflichen Eingliederung sind geeignete Maßnahmen durchzuführen, soweit ein anderer Träger nicht zuständig ist. Überwiegend ist die Arbeitsverwaltung nach diesem Gesetz den meisten rentenversicherten Patienten nur behilflich durch den psychologischen Eignungstest für die Umschulung und in Fragen des Nachweises von Arbeitsplätzen. Immerhin gibt es Selbständige mit Herzinfarkt ohne den Schutz der Rentenversicherung. In diesen Fällen trägt die Arbeitsverwaltung die beruflichen Rehabilitationsmaßnahmen. Medizinische Maßnahmen gehören nicht zur Aufgabe dieses Gesetzes.

1.2.5 Obwohl die gesetzlichen Krankenkassen nach dem geltenden Recht Krankenversicherung bis 30. 9. 1974 nicht Rehabilitationsträger waren, erfolgte ein Einstieg in den Bereich der medizinischen Rehabilitation schon mit Neufassung des § 369 b RVO im Rahmen des Lohnfortzahlungsgesetzes ab 1. 1. 1970. Danach sind die Krankenkassen verpflichtet, bei Begutachtung der Arbeitsunfähigkeit auch Fragen der Sicherung des Heilerfolges, insbesondere zur Einleitung von Maßnahmen der Sozialleistungsträger durch einen Vertrauensarzt überprüfen zu lassen.

Seit 1. 10. 1974 sind die Krankenversicherungen im § 1 des Gesetzes zur Angleichung der Leistungen in der Rehabilitation als Rehabilitationsträger aufgeführt.

Die gesetzlichen Krankenkassen und damit der Sozialärztliche bzw. Vertrauensärztliche Dienst hat die früheste Berührung mit dem Erkrankten und sollte sich in Zukunft der Auskunft und Beratung in Fragen der Rehabilitation besonders widmen.

In Hamburg wird durch das sogenannte Konsultationsverfahren (183) erreicht, daß alle unklaren Fälle von Arbeitsunfähigkeit frühzeitig von einem erfahrenen Krankenkassenangestellten mit dem ärztlichen Gutachter besprochen werden. Herzinfarktkranke, die nicht automatisch vom Akutkrankenhaus in die Rehabilitationsklinik verlegt werden (Stadium III auf Kosten der Krankenkasse siehe Tabelle 12), können so schnell erfaßt werden. Geeignete Maßnahmen erfolgen dann.

1.2.6 In der Frankfurter Vereinbarung vom 1. 10. 1971 (70) hat die Frankfurter Vereinbarung Bundesarbeitsgemeinschaft für Rehabilitation ausdrücklich die gesetzlichen Krankenkassen zur Auskunfts- und Beratungsstelle (Anlaufstelle) für Maßnahmen der Arbeits- und Berufsförderung bestellt. Die Veranlassung, d. h. die Beantragung von beruflichen Rehabilitationsmaßnahmen, soll erfolgen z. B. durch freipraktizierende Ärzte, Krankenhausärzte und Werksärzte. Es ist zu zweifeln, daß diese Ärztegruppen hierfür genügende Voraussetzungen haben. Vielmehr bedarf es eines durch Gesetz oder Rechtsverordnung verpflichteten speziell auf diesem Gebiet ausgebildeten Arztes, der selbstverständlich in enger Zusammenarbeit mit den genannten Ärztegruppen tätig wird. Der Vertrauensärztliche Dienst wird in der Frankfurter Vereinbarung im Zusammenhang mit den Beratungsstellen der gesetzlichen Krankenkassen nur am Rande als Mitarbeiter genannt. Das wird sicherlich nicht genügen. Der Sozialärztliche Dienst kann nicht nur eine Prüfung von Anträgen vornehmen, die nach dem Zufall eingehen. Er muß initiativ tätig werden können, das heißt eine Aktiv-Legitimation bekommen.

**Rehabilitations-
angleichungsgesetz**

1.2.7 Das Gesetz zur Angleichung der Leistungen in der Rehabilitation (Bundestag-Drucksache 7/2245. Inkrafttreten 1. 10. 1974) ist nicht als isoliertes Einzelgesetz zu sehen, sondern als eine Bündelung sozialpolitischer Initiativen (130). Das Gesetz hat zum Ziel, die Nachteile des gegliederten Systemes der Sozialversicherung zu überwinden, ohne die Gliederung in Frage zu stellen. Die Hilfe aller mit der Rehabilitation befaßten Stellen soll unabhängig von der Ursache der Behinderung erreichbar sein. Nicht Ursache, sondern allein die Tatsache der Behinderung soll ausschlaggebend für die medizinische, berufsfördernde und finanzielle Maßnahme im Einzelfall sein, die über mehrere Sozialleistungsbereiche hinweg koordiniert wird (finale Betrachtungsweise). Das Gesetz gilt für die gesetzliche Krankenversicherung, die gesetzliche Unfallversicherung, die gesetzliche Rentenversicherung, die Altershilfe für Landwirte, die Kriegsopferversorgung und Kriegsopferfürsorge sowie für die Arbeitsförderung nach dem Arbeitsförderungsgesetz. Nach diesem Gesetz können jetzt am Herzinfarkt erkrankte, nicht berufstätige Ehefrauen und Rentner, über die Krankenkassen, die bei fehlender oder nicht mehr wirksamer Rentenversicherung eintreten müssen, zur Rehabilitationsbehandlung kommen. Im § 12 (ergänzende Leistungen) ist „Behindertensport in Gruppen unter ärztlicher Leitung" aufgeführt. Für die Rentenversicherung und die Krankenversicherung wurde eine entsprechende Änderung der RVO-Paragraphen in diesem Sinne vorgenommen. Hiernach kann die in Sportgruppen am Wohnort weitergeführte Herzinfarktrehabilitation und Zweitprävention offiziell betrieben werden (§§ 193, 569 a, 1237 b RVO und 14 b AVG).

Ein zügiges, nahtloses Rehabilitationsverfahren soll am Krankenbett beginnen und erst mit der endgültigen Eingliederung des Behinderten in Arbeit, Beruf und Gesellschaft ein Ende finden. Wesentliche Verbesserungen im Verfahren können verhindern, daß wie bisher durch Abgrenzungsdenken der Sozialleistungsträger untereinander der Behinderte von einem Rehabilitationsträger zum anderen geschickt wird. Vorrangig soll die Betreuung erfolgen und nachrangig die Kostenregelung.

Es wird nicht einfach sein, die eingefahrenen Gleise im bisherigen Denken der Rehabilitationsträger in kurzer Zeit zu ändern, zumal die Leistungen und Maßnahmen nicht von einer zentralen, verantwortlichen Stelle gelenkt werden (siehe auch 1.3). Sicher sind alle nach dem Gesetz verpflichtet, den Fall weiterzubringen. Da jedes einzelne Verfahren aber fast immer von mehreren Sachbearbeitern verschiedener Sozialversicherungszweige und von verschiedenen ärztlichen Stellen mit anderer Blickrichtung abhängen wird, ist die Verantwortlichkeit sehr aufgeteilt, was nicht förderlich sein kann. Die Einheitlichkeit des Rehabilitationsgeschehens beim Herzinfarkt von der Akutklinik über die Spzialbehandlung, das Heilverfahren und die Sportgruppe am Wohnort bis hin zur Zweitprävention wird spezielle Vereinbarungen der Versicherungsträger bedingen.*

---

* Siehe auch Modellversuch BfA/Ersatzkassen ab 1976, Kapitel 3.2.3

1.2.8 Die Zahlenverhältnisse der Kostenträger zueinander bei der beruflichen Rehabilitation sind aus zwei Zusammenstellungen zu ersehen. Beim Berufsförderungswerk Hamburg (40) entfielen 1972 auf die Träger der Rentenversicherung 82 %, auf die Träger der Unfallversicherung 7% und der Bundesanstalt für Arbeit 6%, sonstige 5%. 1968 hat Jenning (125) für das Berufsförderungswerk Heildelberg folgende Zahlen angegeben. Rentenversicherung 68,4 %, Unfallversicherung 11,5 %. Bundesanstalt für Arbeit 3,1 %, Sonstige 17,0 %. Unter Sonstige fallen für Herzinfarktpatienten selten zur Anwendung kommende Gesetze. Am häufigsten noch das Gesetz über den zivilen Ersatzdienst, das Häftlingshilfegesetz und das Entwicklungshelfergesetz seien angeführt.

1.3 Notwendigkeit zur Koordinierung und Verantwortlichkeit für die Rehabilitation

Bei der Beschäftigung mit der Wiederherstellung des Herzinfarktkranken konnten wir immer wieder die Diskrepanz beobachten, daß ein einheitliches Krankheitsbild, sowohl ärztlich wie auch versicherungsrechtlich, in mehrere Abschnitte unterteilt wird (148, 149, 150, 274). Diesen bisherigen Mangel könnte man als beseitigt ansehen, da nach dem Gesetz zur Angleichung der Leistungen in der Rehabilitation im Interesse der raschen und dauerhaften Eingliederung die Rehabilitationsträger eng zusammenarbeiten sollen. Die Einrichtung gemeinschaftlicher Auskunfts- und Beratungsstellen sind anzustreben. Der Behinderte, die behandelnden Ärzte sowie die am Rehabilitationsverfahren beteiligten Stellen sollen bei der Aufstellung eines Gesamtplanes mitwirken.

Am Anfang jeder medizinischen und der daraus folgenden beruflichen und sozialen Rehabilitation steht ein krankhafter Zustand, dessen Heilung immer im Mittelpunkt aller Überlegungen zu stehen hat, daher müßte unter den verschiedenen Zweigen der Sozialversicherung mit den verschiedenen gesetzlichen Bestimmungen ein ärztlich geleitetes Gremium die erforderliche Koordination vornehmen. Alle Ärztegruppen sollten vertreten sein (Kassenärzte, Krankenhausärzte, Ärzte aus Rehabilitationskliniken, Ärzte der Arbeitsämter, Werksärzte, ärztliche Gutachter für die Krankenversicherung und Rentenversicherung). Nach Schmidt (225) wird nicht mehr bestritten, daß adäquate Organisationsformen für die Koordination zwischen den Ärzten verschiedener Einrichtungen und Disziplinen vorhanden sein müssen. Darüber hinaus sind Psychologen, Berufsberater, Versicherungs- und Verwaltungsfachleute sowie weitere Spezialisten in diesem Team notwendig. Medizinische Assistenzberufe werden mithelfen müssen. Man wird sich daran gewöhnen, daß – wie Schipperges (224) schreibt – neue Sozialdienste, Informationsdienste und Dienste eines Managements in einem neu zu gliedernden Panorama ärztlicher Dienste notwendig sind. Nach Schäfer (217) haben neue Sozialdienste, die gleichgeordnet dem Behandler krankhafter leibseelischer

17

Prozesse wirksam werden müssen, eine weit größere Bedeutung als heute noch vermutet.

Eine umfassende Rehabilitation im medizinischen Sinne erfordert also ein Höchstmaß an Kooperation. Wenn man begründet die gegliederte Sozialversicherung beläßt, braucht man um so mehr ein Instrument zur regionalen Koordinierung. Trotz des Harmonisierungsgesetzes zur Rehabilitation fehlt nach Jochheim (128) immer noch die entscheidende Brücke für eine lückenlose umfassende Rehabilitation unter Einschluß des Krankenhauses und der ambulanten ärztlichen Versorgung. Wannenwetsch (261) beklagt das fehlende Gespräch zwischen den Sozialpartnern, dem Heilbehandlungsdezernenten und dem Heilbehandlungsarzt. Für die praktische Durchführung von schnellen, nahtlosen Rehabilitationsverfahren mit großer Bedeutung für den Patienten und die Volkswirtschaft sollte nach seiner Meinung eine Stelle eingerichtet werden, die für die rasche Erledigung zuständig ist und über die notwendigen Mitarbeiter verfügt.

Das gewachsene, gegliederte System der Sozialversicherung birgt Vorteile (Patientennähe, Kenntnis der regionalen und sozialen Gegebenheiten, Spezialkenntnisse einzelner Versicherungszweige), aber auch Nachteile in sich. Vor allem kommt es bei der Verwirklichung umfassender Wiederherstellungs- und Wiedereingliederungsmaßnahmen im Rahmen einer optimalen medizinischen Versorgung darauf an, die Nachteile ungenügender Koordination und Kooperation der Verwaltungen und ärztlichen Dienste zu überwinden. Nach Doetsch (46) ist der Sozialmedizinische Gutachter mit einer Leitfunktion für die Rehabilitation betraut. Sickel (236) stellte fest, daß der die Kasse beratende Vertrauensarzt im Vorfeld der Rehabilitation tätig sei. Preller (208) hat die Bedeutung des Vertrauensärztlichen Dienstes bei der Vorbereitung der Rehabilitation herausgestellt. Kohlhausen (142) sagt, daß die Krankenkassen über den Leistungsfall hinaus für jeden einzelnen Versicherungsfall ein Konzept entwickeln sollten. Wir gehen nach praktischen Erfahrungen darüber hinaus (156) und halten den Sozialmedizinischen Gutachter für die Schlüsselfigur bezüglich der Rehabilitationsorganisation (Behandlungspläne) und des Anstoßes zur Rehabilitation. Nach Preller (208) sollte man daher prüfen, ob nicht einer der bestehenden Rehabilitationsträger ohne Zielbeschränkung als Zentralstelle für die Koordination wirksam werden sollte. Nach unserer Ansicht könnte ein gemeinsamer sozialärztlicher Dienst für mehrere Sozialversicherungszweige federführend für diese Koordination und das Rehabilitationsteam sein (156, 158). 1972 hatten wir gefordert, das müsse im Gesetz (§ 369 b RVO) für diesen koordinierenden Sozialärztlichen Dienst fixiert werden um eine aktive Verpflichtung, sich frühzeitig in Wiederherstellungsmaßnahmen einzuschalten, zu erreichen (274). Tatsächlich ist der entsprechende Paragraph erweitert worden. Die Krankenkassen sollen im Benehmen mit dem behandelnden Arzt eine Begutachtung durch den Vertrauensarzt veranlassen, wenn dies zur Aufstellung eines *Gesamtplanes* erforderlich erscheint (§ 369 b (3) RVO).

Um die Zweckmäßigkeit eines vereinheitlichten Sozialmedizinischen Dienstes gibt es seit Jahren Meinungsverschiedenheiten (5, 6, 158, 197, 206, 226). Es handelt sich mehr um den Streit der beteiligten Institutionen und der diese leitenden Personen, seien es Ärzte oder Versicherungsfachleute. Befür-

18

worter und Ablehner argumentieren nicht mit bewiesenen, sondern politisch gefärbten Argumenten. Die Statistiken der jetzigen Dienste sagen nichts über die Zweckmäßigkeit aus, es bedürfte eines Modellversuches. Beweisbare Ergebnisse der Effektivität und der Kostenrelationen könnten nur – wie in der Medizin üblich – durch Vergleichsuntersuchungen hervorgebracht werden.

Der Beteiligte, der Patient, wurde bisher nicht befragt. Wir haben deshalb die betroffenen Versicherten in einer großen Untersuchungsstelle, in welcher auch die Begutachtungsfragen für die Herzinfarktrehabilitation in Hamburg zentral bearbeitet werden, über ihre eigene Meinung befragt (158).* 83 % der Versicherten halten den Vertrauensarzt für notwendig. 84 % möchten immer zum gleichen Vertrauensarzt mit ihrem Anliegen, aber nur 71 % sind dann für eine Zusammenlegung der bisherigen verschiedenen Dienste. Der Unterschied dieser Zahlen besagt, daß die erste Frage mehr emotionell und die zweite Frage mehr sachbezogen beantwortet wurde. Der Vertrauensärztliche Dienst bzw. ein vereinheitlichter Sozialmedizinischer Dienst hätte nach diesen Zahlen das Vertrauen der Versicherten für die wichtige Leitfunktion in Rehabilitationsfragen (Tabelle 1).

Fragebögen ausgegeben = 627 Rücklauf = 584 Auswertbar = 563 = N			
Fragen	ja	nein	weiß nicht
Halten Sie Vertrauensärzte überhaupt für notwendig?	83 % 464	13 % 77	4 % 22
Wäre es Ihnen angenehm, wenn Sie mit allen Fragen zur gleichen Vertrauensarztstelle gehen können?	84 % 470	12 % 69	4 % 24
Meinen Sie, daß nur ein Vertrauensarzt-Dienst für Sie mehr Gerechtigkeit bringen würde?	38 % 212	33 % 185	29 % 166
Glauben Sie, daß es unnötige Doppeluntersuchungen gibt?	47 % 266	36 % 202	17 % 95
Wären Sie für einen zusammengelegten Vertrauensarzt-Dienst mehrerer Versicherungszweige (z. B.: Krankenkassen, LVA, BfA Berlin, Arbeitsamt)?	71 % 398	14 % 81	15 % 84

Tab. 1
Befragung von Versicherten zur Zusammenlegung von Gutachterdiensten Facharztzentrale Hamburg 1974

---

* Fragebogen siehe Anlagen

1.4 Medizinische und berufliche Rehabilitation in Lehre und Forschung

Erst jetzt, 127 Jahre nach der Veröffentlichung des Ritter von Buss, schreibt Budelmann (39), es gäbe Vorschläge, die „medizinische Rehabilitation" in den studentischen Unterricht und in die ärztliche Fortbildung zu übernehmen. Tatsächlich enthält die neue Bestallungsordnung für Ärzte 100 Prüfungsfragen in den ökologischen Fächern. Im Stoffkatalog dieser Fächer sind medizinische, berufliche und soziale Rehabilitation genannt.

Die Famulatur unter ärztlicher Leitung in Einrichtungen der gesetzlichen Unfallversicherung, Krankenversicherung und Rentenversicherung* für die Rehabilitation Behinderter ist unter der Begründung des Vertrautmachens mit dem Wirken öffentlicher Stellen und Einrichtungen des Arbeitslebens in der Approbationsordnung für Ärzte vom 28. 10. 70 aufgeführt.** Neumann (200) hat entsprechende Vorschläge der Durchführung veröffentlicht. Der gleiche Autor (199) hat auch über die Weiterbildung Thesen aufgestellt. Jochheim (128) berichtet von einer Umfrage bei Medizinstudenten westdeutscher Universitäten, wobei sich eine erschütternde Unkenntnis des mit dem Begriff „Rehabilitation" Gemeinten ergeben habe. So nimmt es nicht wunder, daß heute Sozialpolitiker und in der Sozialversicherung Beschäftigte diesen Begriff exakt definieren können; Ärzte dagegen vielfach nicht. Dabei kann die hier gemeinte „Rehabilitation" doch immer nur von einem medizinischen Tatbestand ausgehen.

Rehabilitation ist nach der Definition der Sozialmedizin (27) in der Theorie und in der Praxis des Kurwesens und der sozialen Sicherung Teilgebiet der Sozialmedizin. Nach einer Umfrage der Universität Zürich (218) war 1968 bei 15 europäischen Universitäten Rehabilitation im Lehrplan enthalten. Im Gegensatz zur Bundesrepublik Deutschland, wo bis 1971 nur in Marburg ein solcher Lehrstuhl besetzt wurde, waren in den USA nach Jochheim (126) derartige Lehrstühle bereits an 82 von 86 Universitäten vorhanden. In der Beantwortung einer Anfrage im Bundestag vom 31. 3. 1974 wurden für das Jahr 1973 15 arbeitsmedizinische Lehrstühle angegeben sowie 11 Lehraufträge (176). Nur ein Teil dieser Lehrstühle umfasse gleichzeitig Sozialmedizin. Darüber hinaus bestünden 7 weitere Lehrstühle für Sozialmedizin. Nur durch die Schaffung spezieller Lehrstühle und die Einrichtung eines Prüfungsfaches „Medizinische Aspekte der Rehabilitation" sehen wir eine durchgreifende Besserung in der Bewußtmachung dieser wichtigen sozialmedizinischen Frage, die sozioökonomisch weit über rein ärztliche Fragen hinausgeht.

Mit der Approbationsordnung für Ärzte in der Bundesrepublik Deutschland vom 28.10.70 wurde erstmals Sozialmedizin als Pflicht- und Prüfungsfach in die Ausbildung im 2. Klinischen Abschnitt einbezogen. Da die ersten Medizinstudenten nach dieser Ausbildungsordnung im Wintersemester 1975/76 anstehen, ist demnächst mit einem besseren Problembewußtsein der medizinischen, der beruflichen und der sozialen Rehabilitation der jungen Ärzte zu rechnen.

---

* Anlage, von uns durchgeführter Famulaturplan
** Approbationsordnung für Ärzte vom 28. 10. 1970, BGBl I, S. 1458

Kapitel 2

Sozialmedizinische Aspekte für die Rehabilitation
des Herzinfarktes

2.1 Definition der Sozialmedizin mit Bezug auf die Krankheit Herzinfarkt

Als erster Arzt in Deutschland benutzte Rudolf Virchow 1848 die Bezeichnung „soziale Medizin" nach seinen Erfahrungen bei der Typhusepidemie in Oberschlesien (124, 258, 259). Auf A. Grotjahn (1869–1931) geht der in ähnlichem Sinne benutzte Begriff „Sozialhygiene" zurück (21). Als ursprünglich praktischer Arzt bekam er 1922 den ersten Lehrstuhl für Sozialhygiene. Die Notwendigkeit der Erforschung sozialhygienischer Mißstände bestimmter Gesellschaftsschichten wurde schon damals erkannt. Maßnahmen zur Änderung gesellschaftlicher Umstände wurden vorgeschlagen. Diese Erkenntnisse spielen heute bei der modernen Seuche Herzinfarkt eine deutliche Rolle.

Aus neuerer Zeit sind Definitionen des Faches Sozialmedizin in der Bundesrepublik vom Arbeitskreis um H. Schaefer ausgegangen, zuerst 1967, dann 1972 (8, 27). In der Bundesrepublik erschien ein erstes Buch mit Darstellung des Fachgebietes Sozialmedizin 1972 von Schaefer und Blohmke (217). Danach befaßt sich Sozialmedizin mit den Wechselwirkungen zwischen Krankheit und Gesellschaft. Es werden gesellschaftliche Gruppen (Populationen) betrachtet, mit deren Verhalten und Einbindung in die soziale Sicherheit. Fragen der Ökonomie eines Gesundheitssystems oder einer Gesundheitsleistung gehören dazu. Damit ist die Durchleuchtung der Systeme der sozialen Sicherheit, (Sozialversicherung) sowie der Agierenden (Ärzte und medizinische Assistenzberufe) und der mehr passiv Beteiligten (Patienten) erforderlich, was hier bezüglich der Herzinfarktrehabilitation erfolgen soll. Epidemiologische und statistische Untersuchungen sind Instrumente der Sozialmedizin. In der Veröffentlichung über Definition und Aufgaben der Sozialmedizin (27) unter Beteiligung der Autoren des angeführten Buches ist gesagt, daß sich die Sozialmedizin über die analytisch wissenschaftlichen Aussagen hinaus unmittelbar mit der Praxis des Gesundheitswesens zu beschäftigen habe und auch Konzepte erarbeiten solle. Das wird gerade am Beispiel der Herzinfarktrehabilitation sinnvoll sein. Die dabei gewonnenen Erkenntnisse werden für die Prävention nützlich sein. Der Medizin nützen Planspiele, auch aufgrund exakter wissenschaftlicher Analysen, erst einmal wenig. Erarbeitete Konzepte müssen im Modellversuch ausprobiert werden, auch wenn diese Modelle bis zur Gültigkeit vielfach verändert und angepaßt werden müssen. Die Medizin ist und bleibt trotz Statistik und Technik, die uns einige harte Werte liefern, eine Erfahrungswissenschaft (33).

2.2   Notwendigkeit sozialmedizinischer Strategie

Bezüglich des Herzinfarktes hatten wir bereits im ersten Kapitel darauf hingewiesen, daß organisatorische Mängel und fehlende strategische Verantwortlichkeit neben den klassischen Risikofaktoren des Herzinfarktes als risikoträchtig in der Rehabilitation zu werten sind. Kramm (146) hat diese von uns in der Sozialmedizin für notwendig erachtete planende und praktische Tätigkeit „sozialmedizinisches Management" genannt. Für diese Tätigkeit bedarf es dringend einer Gruppe von praktisch tätigen Sozialmedizinern, die bei den modernen Seuchen, wozu der Herzinfarkt gehört (180), generalstabsmäßig die Erkrankung angehen. Eine solche Gruppe von Ärzten fehlt bisher in der Konstruktion der Gesetze und Bestimmungen der Sozialversicherung

Abb. 1
Jährliche Sterbefälle an
Herzinfarkten in der
BRD von 1968 bis 1975

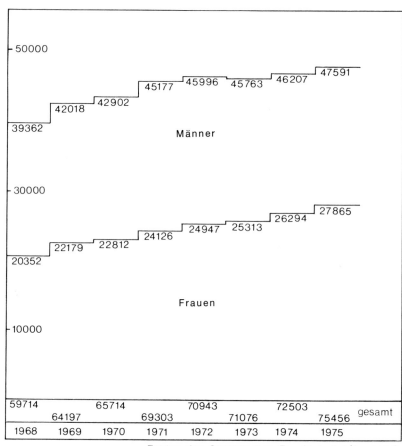

Zahlen des Statistischen Bundesamtes (Leutner)

der BRD und ist nur mit Einschränkungen in den ärztlichen Standesorganisationen vorhanden, dort aber mit keinerlei Legislative oder Exekutive versehen. Notwendiges sozialmedizinisches Management ist auch aus der ökonomischen Bedeutung der Krankheit Herzinfarkt zu ersehen. Wir haben es nicht mehr nur mit einzelnen Erkrankungen zu tun, sondern mit einer ansteigenden großen Anzahl, so daß eine von Jahr zu Jahr größere Bevölkerungsgruppe in Leid, Angst und Schrecken versetzt wird. Die ökonomischen Faktoren bedingt durch unvollkommen Genesende und Verstorbene schlagen für die Volkswirtschaft erheblich zu Buche. Genaue oder anhaltsmäßige Morbiditätszahlen liegen für die BRD nicht vor. Da man mit einer Frühmortalität um 50–60 % rechnet, ist eine Schätzung aus den jährlichen Mortalitätszahlen möglich. Nach Leutner (179) muß man für 1952 etwa 15 000 und für 1966 schon etwa 45 000 Infarkttote annehmen. Die Statistiken enthielten bis 1968 in der BRD nur die Position Herzkranzgefäßerkrankungen. Ab 1. 1. 1968 wurde die ICD-Positionsnummer für die Bundesrepublik übernommen. Am Herzinfarkt starben 1972 70 943 Menschen in der Bundesrepublik. Dagegen gab es „nur" 18 400 Todesfälle durch Straßenverkehrsunfälle, die aber im Bewußtsein der Behörden und der Bevölkerung mehr verankert sind. Genaue Mortalitätszahlen ab 1968 sind aus der Abbildung 1 zu ersehen.*

2.3   Einwirkungen geänderter Lebensweise in der Entstehung des Herzinfarktes

Einige der als leidlich gesichert geltenden Risikofaktoren für die Entstehung des Herzinfarktes und somit Störfaktoren für die Rehabilitation sollen hier kurz angeführt werden, um auch hierdurch die Strategie von Aktionen in der Rehabilitation und Zweitprävention zu begründen.
Daß unsere in den letzten Jahrzehnten durch die Industrialisierung erheblich veränderte Umwelt einen direkten Einfluß auf die Zunahme der koronaren Herzkrankheit hat, ist zu vermuten, aber bisher nicht bewiesen (gemeint sind hier direkte toxische Einflüsse). Für die indirekten Einwirkungen durch einen besseren Lebensstandard gibt es zahlreiche Beweise. Diese Erkenntnisse sind nicht neu. 1868 schreibt v. Dusch: (60)
„Die Angina pectoris ist keine sehr häufige Krankheit. Unter 5171 Todesfällen in Hamburg im Jahre 1868 waren 3 die Folge dieses Übels. Namentlich leiden oft wohlhabende und reiche Leute an Angina pectoris, welche den Genüssen einer reichlichen und luxuriösen Tafel ergeben, ohne zugleich die nötige körperliche Bewegung zu haben, zu einer bedeutenden Fettleibigkeit gelangen. Man hat ferner beobachtet, daß fortgesetzt leidenschaftliche Aufregungen, heftiges lautes Reden, Spiel, Nachtarbeit und Nachtwachen zu dem in Frage stehenden Übel disponieren. Neuerdings schreiben Autoren dem excessiven Tabakrauchen einen Einfluß auf die Entstehung der Angina pectoris zu."

---

* Die Zahlen wurden freundlicherweise von Herrn R. Leutner, Statistisches Bundesamt Wiesbaden, zur Verfügung gestellt.

Übrigens starben nach diesen Zahlen (1845), wenn man Angina pectoris mit Herzinfarkt gleichsetzt, jeder 1724ste am Herzinfarkt, 1972 jeder zehnte. Das hat natürlich nicht seine Ursache nur in der Zunahme der Koronarerkrankungen und der besseren Diagnostik, sondern z. B. auch im Rückgang insbesondere der Infektionskrankheiten. Für die Einwirkungen der veränderten Umwelt durch besseren Lebensstandard gibt es zahlreiche Beweise. Übergewicht, Fettstoffwechselstörung und damit in Verbindung stehender Bluthochdruck sowie Nikotinabusus sind seit der Framingham-Studie als Risikofaktoren bekannt.

Schichtenspezifische
Abhängigkeit von
Risikofaktoren

2.3.1 Schichtenspezifische Abhängigkeit der Risikofaktoren wurde beobachtet. Pflanz (203) fand bei Menschen der höheren sozialen Schicht in den Entwicklungsländern sowie umgekehrt in den unteren sozialen Schichten der meisten Industrieländer erhöhten Blutdruck. Nach Blohmke (24, 25, 26) sind in der Berufsgruppe der Arbeiter fast alle Risikofaktoren für den Herzinfarkt häufiger als bei Angestellten und Beamten. Bei Frauen wurde festgestellt (23, 28), daß je niedriger die soziale Schicht, um so höher das relative Körpergewicht war. Nach Heyden (103) ist es nicht verwunderlich, wenn in den unteren Sozialklassen (es wird auf die Ergebnisse groß angelegter europäischer und amerikanischer Studien von 34 000 Arbeitern und Seeleuten Bezug genommen) häufiger Herzinfarkte vorkommen als in den oberen Schichten. Besonders Hypertonie und Diabetes, aber auch Übergewicht und Zigarettenkonsum sind hier als Risikofaktoren stark verbreitet.
Im Gegensatz hierzu stehen die Untersuchungen von Weidemann und Nökker (263), die in einer Großstadt bei den absoluten Zahlen in 3 Berufsgruppen festgestellt haben, daß in einem Zeitraum von 9 Jahren in der Gruppe der Selbständigen, höheren Beamten und leitenden Angestellten sowie Akademiker 44 % Infarkte auftraten und in der Gruppe der Arbeiter nur 12,8 %. Blohmke (29) betrachtet die Ergebnisse umfangreicher eigener Untersuchungen über die psychosozialen Einflüsse und die Krankheitsentstehung bei der koronaren Herzerkrankung kritisch. Es sei offen, ob und in welchem Umfang gesellschaftliche Einflüsse bei den in modernen Industriegesellschaften zunehmenden Erkrankungen eine Rolle spielen. Unerklärlich ist auch bisher die Feststellung von Reuter (211), daß in den letzten Jahren bei Männern mit Herzinfarkt die Berentung in der Arbeiterrentenversicherung abnahmen und bei der Angestelltenversicherung zunahmen. Es hat den Anschein, daß diese bessere oder schlechtere Rehabilitation für den Hamburger Raum eine gewisse Abhängigkeit von der Koordinierung der Heilmaßnahmen hat, es ist aber auch anzunehmen, daß schichtenspezifische psychosoziale Einflüsse ebenso wie für die Entstehung auch für die Rehabilitation des Herzinfarktes eine Rolle spielen.

Zigarettenrauchen

2.3.2 Es wird heute angenommen, daß an erster Stelle der Todesursachen durch Zigarettenrauchen der Herzinfarkt steht (227). Insbesondere wird auf die Gefahr durch Rauchen bei jüngeren Menschen hingewiesen. Beweiskräftige ausländische Arbeiten hierzu liegen von Doll und Wynder (47, 274) sowie aus der Bundesrepublik von Dörken (55, 56) vor, auch die Zunahme der Herzinfarkte bei Frauen wird auf starkes Rauchen zurückgeführt (237). Ver-

mehrte Arbeitsunfähigkeit, vorzeitige Invalidisierung und früher Tod durch
Nikotingenuß lassen größere Kosten als die Staatseinnahmen durch die Ta-
baksteuer entstehen. Schmidt (227) hat ach den Krankenstandszahlen der
AOK in der BRD errechnet, daß die Einbuße des Bruttosozialproduktes
durch Raucherkrankheiten mit Fehlzeiten am Arbeitsplatz mehr als 8 Milliar-
den DM jährlich beträgt. Hierbei sind nicht die Renten durch Invalidität
und Tod (Witwenrenten) sowie die medizinischen Aufwendungen für diese
Kranken eingerechnet (siehe Abbildung 2).

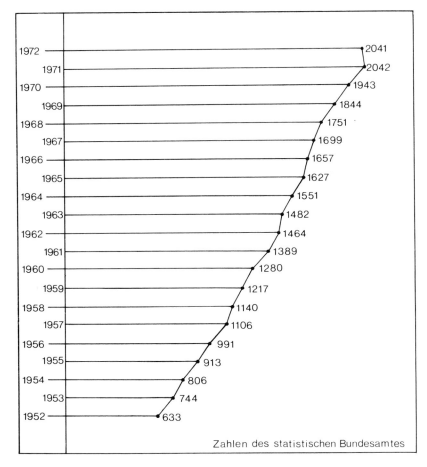

Abb. 2
Pro-Kopf-Verbrauch an
Zigaretten in der BRD
von 1952 bis 1972

Jahr	Wert
1972	2041
1971	2042
1970	1943
1969	1844
1968	1751
1967	1699
1966	1657
1965	1627
1964	1551
1963	1482
1962	1464
1961	1389
1960	1280
1959	1217
1958	1140
1957	1106
1956	991
1955	913
1954	806
1953	744
1952	633

Zahlen des statistischen Bundesamtes

Die Motivation zum Nichtraucher ist also für die Rehabilitation und Zweitprävention wichtig. Matzdorff und Mitarbeiter haben (185) eine statistisch
gesicherte größere Reinfarkthäufigkeit der Raucher festgestellt. Von 392 Patienten waren 26 % bei dieser Untersuchung nach dem Infarkt Raucher ge-
blieben.
Für die Zweitprävention ist die Frage wichtig, in welchem Zeitraum nach
Nikotinkarenz mit Absinken der Reinfarktgefährdung zu rechnen ist. Wir
müssen dem Patienten die Frage beantworten können, ob es nach langjäh-
rigem Rauchen überhaupt noch Zweck hat, damit aufzuhören. Schettler
(221) gibt an, daß nach der Heidelberger WHO-Studie Euro 5010 der gewor-

dene Nichtraucher nach etwa 1 Jahr das gleiche Risiko hat wie der Nichtraucher. Das Umsteigen von der Zigarette auf Pfeife oder Zigarre hat nach diesen Untersuchungen nur Sinn, wenn gleichzeitig nicht mehr inhaliert wird, sonst bleibt das Risiko gleich.

Falsche Ernährung

2.3.3 Nach den Erkenntnissen, daß falsche Ernährung mit den entsprechenden Auswirkungen (Übergewicht, erhöhter Blutdruck, Fettstoffwechselstörung, diabetische Stoffwechsellage) als Risikofaktoren zu werten sind (Framingham-Studie 45) wurden Versuche unternommen, Kollektive über längere Zeit entsprechend anders zu ernähren. Eine Zusammenstellung der Internationalen Gesellschaft für Kardiologie (102) sagt über solche Untersuchungen aus, daß eine Abnahme der Inzidenz neuer Koronarerkrankungen beobachtet wurde. Die Mortalitätsrate an arteriosklerotischen Erkrankungen nahm ab. Die Ergebnisse seien noch nicht genügend beweiskräftig, da jede Studie nur eine relativ kleine Zahl umfasse. Das anti coronary club-Projekt (41) hat mit der Kostumstellung significant niedrigeres Auftreten neuer Herzkranzgefäßerkrankungen erreicht. Die finnische Langzeitstudie (255) mit Vergleich von 2 Nervenheilanstalten, in denen 6 Jahre verschiedene Kostformen verabreicht wurden, glaubt damit die Möglichkeit der Senkung des Cholesterinspiegels beweisen zu können. Koronare EKG-Veränderungen und Todesfälle an koronarer Herzkrankheit sind in der Gruppe mit entsprechender Diät geringer. Aus der BRD liegen die Vorstudie und die Pilot-Studie des Kneippbundes e. V. von 1972 und 1974 vor (204, 205). Die Probanden mußten ihre Bereitschaft erklären, nicht oder wenig zu rauchen, täglich Wasseranwendungen vorzunehmen, sich regelmäßig körperlich aktiv zu betätigen und eine an gesättigten Fettsäuren arme Kost zu sich zu nehmen. EKG, Röntgen- und Labordaten unterschieden sich in der Vorstudie nicht von einer Kontrollgruppe. Bemerkenswert ist es, daß von den 226 Probanden nach 8 Monaten nur noch die Hälfte regelmäßig Wasseranwendungen vornahm oder sich körperlich aktiv betätigte.
Nur etwa ⅓ hielt sich an die vorgeschriebene Diät. In der zweiten weitergeführten Studie mit den gleichen Probanden erfolgte die Kontrolle nach 2 Jahren. Die Senkung des Cholesterinspiegels war nicht eingetreten, Gewicht und systolischer Blutdruck hatten sich nur unwesentlich verändert. Im Zweijahreszeitraum trat kein Todesfall auf, obwohl nach den Sterbezahlen 3,3 Todesfälle zu erwarten gewesen wären.
Untersuchungen mit Diäten zur Zweitprävention nach durchgemachtem Herzinfarkt liegen vor. Die Quote der Reinfarkte ist in den meisten Arbeiten niedriger (Schettler 220). Eine von Leren (177, 178) 1958 in Oslo begonnene Untersuchung umfaßte 412 Männer im Alter von 30–64 Jahren. Es wurde eine Diät gegeben, die reich an ungesättigten Fettsäuren war. Der Cholesterinspiegel sank um 17,6 % gegenüber den normal ernährten Kontrollpatienten. Nach 5 Jahren hatten in der Diätgruppe 34 Patienten 43 neuerliche Infarkte, 10 verliefen tödlich. In der Kontrollgruppe kam es bei 54 Patienten zu 64 neuen Infarkten, davon waren 23 tödlich. Die von den Infarktrecidiven betroffenen Patienten hatten in beiden Gruppen einen höheren Blutcholesterinspiegel als diejenigen ohne Reinfarkt. Man kann nach Heyden (104) bei strenger Einhaltung einer Kost, die reich an mehrfach ungesättigten Fettsäu-

ren sein soll und arm an Cholesterin mit außerordentlich eindrucksvollen Ergebnissen rechnen, die man sonst nur von Medikamenteinwirkungen gewohnt ist. Wahrscheinlich liegt der Schlüssel zu den teils positiven, teils zweifelhaften, teils negativen Ergebnissen der vielen Studien zur Ausschaltung der Riskiofaktoren bei der recht verschiedenen Einhaltung der verordneten Maßnahmen. Die Motivation auf gesunde Lebensweise ist weit schwieriger als die Verordnung von Medikamenten.

Nach unseren Erfahrungen im „Hamburger Modell" der Herzinfarktrehabilitation resultieren die unbefriedigenden Ergebnisse aus der ungenügenden Motivierung und Kontrolle der verabredeten Maßnahmen. Nur durch regelmäßige Diätberatungen mit praktischen Kochkursen unter Einschluß des Ehepartners ist mit einem Einfluß auf den Fettstoffwechsel zu rechnen, die Gruppenstimulation erweist sich als günstig.

2.3.4 Der zunehmende Bewegungsmangel der Bevölkerung der Industriestaaten ist zu berücksichtigen, wenn man die Ursache der Entstehung und noch zunehmenden Häufigkeit der Herzinfarkte soziogenetisch sieht. Der Mensch mußte auch nach Aufgabe des Nomadenlebens bis in den Anfang des 20. Jahrhunderts ganz überwiegend durch körperliche Arbeit seinen Lebensunterhalt sichern. Das hat sich entscheidend geändert in verhältnismäßig kurzer Zeit, insbesondere in den letzten 25 Jahren durch Maschinen für fast jeden industriellen Arbeitsplatz, aber auch schon für die private häusliche Sphäre. Arbeiten in Verwaltungen am Schreibtisch haben zugenommen, hinzu kommt die motorisierte Fortbewegung und die Television. Die Umwelt hat sich verändert, nicht aber unsere Erbanlage, die auf körperliche Bewegung evolutiv gezüchtet wurde. Lebenserwartung sowie körperlich und geistige Leistungsfähigkeit sind durch das Erbgut vorgegeben, die Verwirklichung hängt weitgehend von den Umwelteinflüssen ab. Struktur und Leistungsfähigkeit eines Organes werden nach Hollmann (110, 111, 112) bestimmt von Qualität und Quantität seiner Beanspruchung. Wenn die Belastungsintensität eines Organes unterhalb eines Schwellenwertes sinkt, kommt es zur Inaktivität und Leistungseinbuße, das gilt auch für die Kreislauforgane. Körperliche Schonung als therapeutisches Prinzip wird von Jungmann nur als positiv angesehen im sinnvollen Wechsel mit Übungsbehandlung.

Nach wisssenschaftlichen Beweisen einer Ökonomisierung (siehe hierzu Abbildung 3 und 4) der Herz-Kreislauf-Funktionen durch körperliches Training (110, 134, 188, 194, 214) geht es darum, ob entsprechende Beweise vorhanden sind für die präventive und rehabilitative Wirkung auf das Herz-Kreislauf-System.

Intuitiv hatte Oertel schon 1884 für die Therapie der Kreislaufstörungen körperliche Belastung empfohlen (201).

Der Beweis, daß verbesserte Leistungswerte Herzbeschwerden verringern, die Überlebenszeit verlängern und die Reinfarktquote reduzieren ist schwierig und nicht gültig zu beantworten. Gottheiner hat bei Vergleichskollektiven von Herzinfarkten (79) mit intensiver körperlicher Übungstherapie und konservativer Therapie (N = 1 003) bei fünfjähriger Beobachtung gefunden, daß die Sterblichkeit in der Übungsgruppe mit 3,6 % wesentlich geringer war gegenüber der Vergleichsgruppe mit 12 %. Es ist nicht auszuschließen, daß

Abb. 3
Tägliche Arbeitsleistung
trainierter und
untrainierter Herzen in
verschiedenen
Altersgruppen
(Mellerowicz)

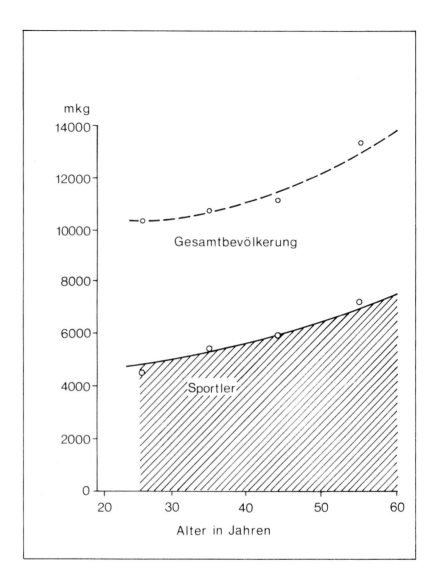

diejenige Gruppe, der körperliches Training zumutbar war, ein primär kleine-res Risiko hatte. Bisher fehlen in Europa Befunde aus Langzeitstudien über die Auswirkungen des körperlichen Trainings auf die Prognose bezüglich der Reinfarkte und deren Mortalitätsrate. Entsprechende Trainingsgruppen, die vergleichende Untersuchungen erlauben, bestehen erst seit kürzerer Zeit. Un-verkennbar ist die günstige entängstigende Wirkung der selbst erlebten kör-perlichen Leistung. Unsere Beobachtungen in dieser Richtung (32, 34) wur-den auch von anderen berichtet (Hartmann, 96; Hüllemann, 117; Weidener, 266; Gottheiner, 80) und als Erfolg dieser Behandlung bezeichnet. Ein Effekt ist das mehr sportliche Verhalten dieser Gruppe, die nach Untersuchungen von Dennhardt (43) weniger raucht und ein niedrigeres Körpergewicht hat (siehe auch Kapitel 4).

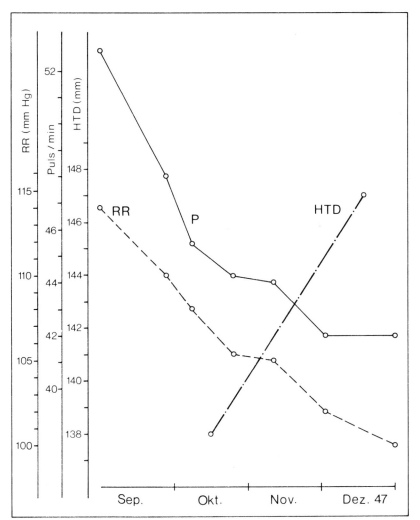

Abb. 4
Typisches Beispiel der
Abnahme des systolischen
Druckes (RR) und der
Pulsfrequenz (P) im
Laufe einer viermona-
tigen Trainingsperiode.
HTD Herztransversal-
durchmesser
(nach Prokop)

2.3.5   Reichen die Beweise für die risikoträchtigen Noxen aus?

Es gibt Stimmen, die meinen, es müßten noch exaktere wissenschaftliche Ergebnisse vorliegen, bevor eine Aktion durchgeführt werden könnte. Das ist
erstaunlich, nachdem die Ergebnisse der Framingham-Studie die Risikofaktoren mit genügender Sicherheit aufgedeckt haben. Nach Pflanz (205) haben
weitere Studien nicht viel mehr gebracht. Wir meinen, die Indizien reichen
aus, um mit Aktionen zu beginnen. Es ist nicht wegzuleugnen, daß der Anstieg der Herzinfarkte parallel läuft mit einschneidender Änderung der
Lebensweise. Wohlstand, Überfluß an Nahrungsmitteln, damit Fettsucht,
Genußgifte, Bewegungsmangel, nicht nur berufsbedingt, sondern überwiegend durch Autofahren und Fernsehen verursacht, sind solche Faktoren.
Dazu kommt die allgemeine Hetze trotz mehr Freizeit. Der von den früheren
sozialen Zwängen befreite, mobiler gewordene Mensch in den Industriestaaten will möglichst viel zusammenraffen an Geld und Gut, aber auch an Er-
lebnissen, er unterliegt somit neuen Zwängen. An den von Leutner (180)

Reichen die Beweise für
die risikoträchtigen
Noxen aus?

31

herausgestellten Parallelen des Anstieges von Herzinfarkten zur Industrialisierung des entsprechenden Landes kann man nicht mehr vorbeigehen, am Gesellschaftssystem kann der Anstieg nicht liegen, wie Berichte aus der DDR erkennen lassen, dort hat man die gleichen Sorgen mit der steigenden Zahl der Herzinfarkte (13, 123, 165, 249a). Die Korrelation soziopsychosomatisch beeinflußter Krankheiten ist allerdings nach Grotjahn und Mensen (82) noch nicht kritiklos gleichzusetzen mit Kausalität, wenn auch die Tierversuche und Untersuchungen beim Menschen den Analogieschluß nahelegen. Die Bedeutung der einzelnen Risikofaktoren bezüglich ihrer Rangfolge mag noch strittig sein. Insgesamt aber dürfte ein Streit um die grundsätzliche Bedeutung der Risikofaktoren eine notwendige Aktion lähmen. Mit Stocksmeyer (245) sind wir der Ansicht, daß Erfolge in der Rehabilitation und der Zweitprävention des Herzinfarktes deshalb nur bei einer umfassenden, alle Risikofaktoren berücksichtigenden Betreuung erreicht werden können. Einfache Verordnungen, Merkblätter und Vorträge bringen weder für die richtige Ernährung noch für die Nikotinkarenz oder die körperliche Bewegung eine genügende Motivation. Das Nebeneinander der verschiedenen ärztlichen Stellen und der Einrichtungen der Versicherungsträger muß in Richtung auf Ausschaltung der Risikofaktoren koordiniert werden. Die Hilfe staatlicher Stellen und der Massenmedien ist erforderlich.

Der weiteren Industrialisierung werden wir nicht ausweichen können, erwerben aber hierdurch das Wissen und die finanziellen Mittel, um das unnatürliche Leben in anderer Weise ausgleichen zu können.

2.4 Verhalten des Infarktpatienten und Rehabilitation

Es ist die Frage zu stellen, ob und bis zu welchem Punkt ein Behinderter rehabilitiert werden will. Es gibt genügend Beispiele der Selbstrehabilitation. Man kann annehmen, daß Rehabilitation im Sinne der Selbsterhaltung ein biologisches Gesetz ist (Gehrke, 73). Eine Abhängigkeit des Rehabilitationswillens besteht allerdings vom jeweiligen System der Sozialversicherung eines Landes (151) und im einzelnen Land vom persönlichen Versicherungsschutz. So sind Hausfrauen und Selbständige in der Bundesrepublik eher wieder rehabilitiert als Angestellte (75). Die höheren Zahlen wieder eingegliederter Herzinfarktpatienten in Ländern mit schlechter sozialer Sicherung sind nur teilweise mit monetärem Zwang erklärbar. So hat Sibley (235) für Kanada angegeben, daß 85 % der Infarktpatienten wieder in Arbeit kommen. Aus sozialistischen Ländern wie Rußland (272) stammt die Angabe, daß 75 % der Arbeiter eines Walzwerkes nach Herzinfarkt wieder in Arbeit standen. Nach Klingberg-Olson (140) können von den frühmobilisierten Infarktkranken einer schwedischen Rehabilitationsklinik sogar 90 % ihre frühere Tätigkeit wieder aufnehmen. Der Wert der angegebenen Zahlen ist eingeschränkt durch die verschiedene Auswahl. Es ist fraglich, ob man geglückte Rehabilitation immer mit der Wiedereingliederung in das Arbeitsleben gleichsetzen kann. Es ist ungeklärt, ob das ruhigere Rentnerleben oder die Berufstätigkeit nach Infarkt die Überlebenszeit beeinflussen. Will der behinderte Mensch sich nicht eventuell mit einer Verzichtlösung zufriedengeben? Die von Arnold (4) gesehene schichtenspezifische Abhängigkeit der Anpassung des Behinderten an erschwerte Lebensbedingungen vermögen wir nicht zu erkennen. Unsere Erfahrung geht dahin, daß mit Annäherung an das Rentenalter und mit gleichzeitiger Möglichkeit der Beschäftigung im privaten Bereich (z. B. eigenes Haus, Garten, Segelboot, Wohnwagen) unabhängig von der sozialen Stellung die Bereitschaft für eine solche Verzichtlösung steigt. Die Berentung wird dann trotz einer guten Rehabilitation vorgezogen. Dafür ein typisches Beispiel:

Kaufmännischer Angestellter, 57 Jahre, Herzinfarkt vor 7 Monaten. Eigenes Haus mit Garten. Arbeitsweg täglich je eine Stunde. Die Firma würde bei ärztlicher Bescheinigung, daß Arbeitsruhe besser sei als Wiederaufnahme der Arbeit, eine Betriebsrente in fast gleicher Höhe des jetzigen Einkommens zahlen bis zur Erreichung des vorgezogenen Altersruhegeldes mit 63 Jahren. Patient ist nach dem „Hamburger Modell" durch die Stadien Akutkrankenhaus, Rehabilitationskrankenhaus und Heilverfahren gegangen, befindet sich seit 6 Monaten in einer Vereinssportgruppe und kann das dortige Programm gut leisten. Auf dem Ergometer Belastung bis 125 W 3 Minuten ohne zunehmende ischämische Veränderungen am EKG, keine Zeichen der Myokardinsuffizienz, keine Nebenkrankheiten. Patient wünscht Aufgabe der Arbeit mit folgender Begründung (Reihenfolge der Gründe vom Patienten so angegeben):

1. Gute Möglichkeit das Einkommen durch die Firma zu sichern, ohne dabei arbeiten zu müssen. 2. Reichliche Möglichkeit der Beschäftigung im eigenen Haus und Garten. 3. Langer und beschwerlicher Arbeitsweg. Eine echte medizinische Begründung gibt der Patient nicht.

Die Wirtschaftslage mit der Verfügbarkeit von Arbeitsplätzen und daraus resultierenden Willen der Arbeitgeber, Behinderte einzustellen oder abzulehnen, bedingt beim Patienten auch jeweils ein Mehr oder Weniger an Willen zur Rehabilitation. Die Zahl der Heilverfahren bei den Rentenversicherungen hängt direkt von der Wirtschaftslage ab. Für die Rezession 1966/67 ist das von Gehrke (74) bewiesen. Ein Herzinfarktpatient will allerdings rasch gesund werden. Wir beobachten bei dem Ratschlag zur Rehabilitationsmaßnahme nur selten die ablehnende Haltung des Patienten oder seiner Angehörigen. Die Rezession ab Ende 1973 übt hier keinen negativen Einfluß aus. Die Zahlen der Verlegungsanträge in die Rehabilitationsklinik sind in Hamburg ansteigend, trotz des fallenden Krankenstandes (siehe Tabelle 2 und 7). Hervorzuheben ist die ansteigende Einreichung auch durch niedergelassene Ärzte bei später entdeckten Infarkten (z. B. im Urlaub oder bei einer Geschäftsreise aufgetreten) oder für Infarktpatienten, die in auswärtigen Krankenhäusern waren, denen das „Hamburger Modell" der Herzinfarktrehabilitation nicht bekannt war. Wenn die Verlegung nicht schnell genug funktioniert, rufen die Krankenhausärzte, Kassenärzte, Patienten und Angehörigen die Begutachtungsstelle an (175).

Die Motivation des Patienten zu einer Rehabilitationsmaßnahme, die primär nicht mit Vorstellungen zur Arbeitsaufnahme zusammenhängt, sondern mit dem lebensbedrohlichen Zustand, dem man entrinnen will, ist nach unseren Erfahrungen gut. Bei Infarktkranken ist überwiegend eine positive Einstellung zur Rehabilitation festzustellen (93). Später nimmt die Motivation des Patienten ab. So wird das Angebot, die Rehabilitation am Wohnort weiterzuführen im „Hamburger Modell" nur in 35 % ausgenutzt (32). Die bei Infarktpatienten zu beobachtende Angst führt nur in der ersten Zeit dazu, alle

Tab. 2
Verlegungsanträge in die Rehabilitationskliniken. Begutachtung in der Facharzt-Zentrale der Landesversicherungsanstalt Freie und Hansestadt Hamburg

	gesamt	aus Akutkliniken	von niedergelassenen Ärzten
1972	513	490	23
1973	620	564	56
1974	847	740	107
1975	1100	974	126

angebotenen Maßnahmen zu akzeptieren. Die später noch vorhandene Ängstlichkeit behindert mehr die Wiedereingliederung in Arbeit und Beruf (siehe Kapitel 5 Wiedereingliederung). Es muß daher die frühe Rehabilitationsphase unbedingt zur intensiven Motivation auf eine gesunde Lebensweise genutzt werden. Uneinsichtige, neurotisierte, von vornherein auf Rente fixierte Patienten sollten nicht in eine Rehabilitationseinrichtung für die medizinische oder berufliche Wiederherstellung eingewiesen werden. Ärzte der Kuranstalten und Gutachter für die Sozialversicherung sind sich darüber einig, daß bei nicht genügendem Willen zur Rehabilitation alle gut gemeinten Bemühungen nutzlos sind.

2.5 Verhalten der Ärzte sowie des medizinischen Assistenzpersonales in der Rehabilitation

Es gibt Beispiele, wo durch vereinfachende verbale Äußerungen eine Rehabilitation fast unmöglich gemacht wurde. Mensen (191) hat einige angeführt. So bewirkt das Wort „Herzmuskelriß" die Angst, das Herz könne bei Belastung wieder einreißen.
Wenn Äußerungen fallen wie: „Bei Ihrer Krankheit kommen nur wenige durch", wirkt das sicher nicht gesundheitsfördernd. Aus dem ärztlichen Bereich können wir zwei typische Beispiele anführen, wo die mühsam aufgebaute Rehabilitation nach Herzinfarkt erst einmal behindert wurde:
40jährige Krankenschwester, 7 Monate nach Herzinfarkt kreislaufmäßig voll kompensiert, nur selten stenokardische Beschwerden, vom Heilverfahren gut gebessert und leistungsfähig zurückgekehrt, wurde vom Vertrauensarzt arbeitsfähig beurteilt und wollte auch die Arbeit aufnehmen. Vom Personalarzt des Krankenhauses wurde ihr mitgeteilt:
„In diesem Alter und mit einem Herzinfarkt können wir eine Krankenschwester nicht mehr beschäftigen." Die Patientin kam weinend erneut zur

Begutachtung und wollte berentet werden. Es gelang jedoch, in einem anderen Krankenhaus einen Arbeitsplatz für sie zu finden.

44jähriger Zahnarzt konnte 10 Wochen nach dem Infarkt in der Rehabilitationsklinik als Sportschwimmer 25 m im Schwimmbecken tauchen (ob das allerdings sinnvoll war, ist zu bezweifeln). Nach der Entlassung sagte ihm sein behandelnder Arzt am Wohnort, daß die sportliche Betätigung sehr bedenklich sei. Daraufhin bekommt er erneut pectanginöse Beschwerden und wagt erst Monate später, nach mehrfachen Untersuchungen und Beratungen beim ärztlichen Gutacher, seinen Beruf wieder aufzunehmen.

Tab. 3

Name, Vorname _____ geb. _____

wohnhaft _____ Beruf _____

Kostenträger: Krankenkasse _____

Rentenversicherung _____

privat versichert bei _____

Heilverfahren / Kur beantragt: _____

Geeignet für Sportgruppe am Wohnort: ja / nein

Arbeitsfähig wann? _____ Rente? _____ Umschulung? _____

Diagnose: _____

Risikofaktoren: _____

Es kommt nicht selten vor, daß Patienten auf Rat ihres Arztes die Sportgruppe am Wohnort verlassen, ohne daß eine wissenschaftlich fundierte oder befundmäßig begründete Argumentation (z. B. bei echter Verschlechterung der Befunde) vorliegt. Diese Risikofaktoren durch Verhaltensweisen der Behandler sind wohl nicht absichtlich, aber aus Mangel an sozialmedizinischer und psychosomatischer Ausbildung, vielleicht auch manchmal aus Zeitmangel, vorhanden.

Seit 1968 haben wir über 3000 Krankenhausberichte über Herzinfarktpatienten eingesehen. In diesen Berichten sind genaue Laborwerte und Kreislaufmeßwerte angegeben, es sind Vorschläge über die weitere medikamentöse Behandlung vorhanden. Konkrete Vorschläge über Ernährung oder körperliches Training werden nicht gegeben. Vorschläge sozialmedizinischer Art wie Zeitpunkt der Arbeitsaufnahme, Umschulung oder Berentung sind unüblich.

Leider ist auch in den „gesundheits- und sozialpolitischen Vorstellungen der deutschen Ärzteschaft" bei den Ausführungen über den Krankenhausentlassungsbericht, der selbstverständlich schnell dem behandelnden Arzt vorliegen soll, keine Aussage über diese auch für den Kassenarzt notwendigen sozialmedizinischen Aussagen gemacht worden. Nur Diagnostik und Therapie soll in dem Bericht enthalten sein (66). Diese fehlenden sozialmedizinischen Faktoren bedingen eben auch die von Gillmann und Colberg (75) gemachten feststellungen, daß von 300 Patienten, die einen Herzinfarkt im Durchschnitt 3 Jahre überstanden hatten, ein Drittel weiter an Gewicht zugenommen hatten. Nur 25 % mit einem Hochdruck wurden konsequent weiterbehandelt. 33 % hatten wieder angefangen zu rauchen, nur 42 % derjenigen mit erkennbarer Herzinsuffizienz wurden mit Digitalis behandelt. Die von uns vor Jahren schon festgestellten Verhältnisse bezüglich der Berichte aus Akutkrankenhäusern haben sich bisher nicht wesentlich geändert. Dagegen sind die Berichte aus den Rehabilitationskrankenhäusern wegen der anderen Blickrichtung dieser Ärzte und durch die Beeinflussung von ärztlichen Gutachtern der Sozialversicherung deutlich besser. Unser Entwurf zu einem solchen Brief, der in den Rehabilitationskliniken des „Hamburger Modells" üblich ist, zeigt die Tabelle 3. Entweder kann der Krankenhausbericht im Kopf einen entsprechenden Vordruck enthalten, alternativ ist auch ein gesonderter Vordruck neben dem ärztlichen Bericht mit diesen Angaben denkbar.

1969/70 konnten wir bei einer Befragung feststellen (148, 153), daß weder im Krankenhaus noch in der Kassenpraxis die Patienten über Fragen der Wiederherstellung genügend beraten wurden. Die 200 von uns befragten Patienten waren sogar ein positiv ausgewähltes Material. Alle waren gehfähig, ohne manifeste Zeichen der Myokardinsuffizienz und hatten keine schweren stenokardischen Beschwerden. Die Altersauswahl geschah bis 65 Jahre, es handelt sich um 178 Männer und 22 Frauen, 119 übten eine geistige Tätigkeit aus, 75 eine handwerkliche Arbeit, 6 waren Berufsfahrer (siehe Tabelle 4 und 5).

Tab. 4
Befragung von 200 Patienten 3 Monate nach Herzinfarkt (Gespräch des Krankenhausarztes über Rehabilitation)

kein Gespräch	143 Patienten
Rat zu einer Kur	51 Patienten
von der Kur abgeraten	6 Patienten
insgesamt	200 Patienten

Erst während der Befragungsaktion ergab es sich, daß häufig die Initiative der Gespräche vom Patienten ausging. Statistisch konnten wir das nicht mehr auswerten.

Teichmann (250) hat angegeben, daß bei 729 Herzinfarktpatienten, die bei ihm zur Kur waren, 32 % der Kuranträge auf Ersuchen der Patienten gestellt

Tab. 5
Befragung von 200 Patienten 3 Monate nach Herzinfarkt (Gespräch des Kassenarztes über Rehabilitation)

kein Gespräch	98 Patienten
Rat zu einer Kur	85 Patienten
von der Kur abgeraten	15 Patienten
Rat zur Umschulung	2 Patienten
insgesamt	200 Patienten

wurde. Das deckt sich mit unseren Erfahrungen. Es ist übrigens hierdurch auch bewiesen, daß ein nicht unwesentlicher Eigenfaktor der Rehabilitanden vorhanden ist, den es zu fördern und zu nutzen gilt. Immerhin ist in unseren Tabellen zu sehen, daß die niedergelassenen Ärzte mehr Gespräche über Rehabilitationsmaßnahmen führten als die Krankenhausärzte. Dieses Ergebnis mag aber auch wieder vom Patienten ausgehen. Andererseits ist der niedergelassene Arzt dem Problem der Rehabilitation und Eingliederung in die gesellschaftlichen Bezüge seiner Patienten näher als der Krankenhausarzt. 1970 wurde die direkte Verlegung von Herzinfarkten vom Krankenhaus in die Rehabilitationsklinik mit Hilfe eines kurzen Gutachtenbogens im Hamburger Raum begonnen. Die Verlegungsanträge wurden von den Krankenhausärzten vom ersten Augenblick an gewissenhaft mit den dort vorgedruckten sozialmedizinischen Fragen ausgefüllt. Es bestand also sicher keine fehlende Bereitschaft, sozialmedizinisch zu denken, es fehlte bis dahin lediglich der Anstoß in diese Denkrichtung (siehe sozialmedizinischen Teil des Verlegungsbogens von 1970 – 1975 verwandt in der Anlage).

Meinungsbefragung über Notwendigkeit einer Rehabilitationskur nach Herzinfarkt und Zeitpunkt der Einberufung					
	Kur notwendig	unmittelbar nach Krankenhausbehandl.	nach 2–3 Wo.	nach 4–7 Wo.	nach 8 Wo. u. später
Niedergelassene Ärzte für Allgemeinmedizin Hamburg N=119	99 % 118	41 % 49	2 % 2	24 % 29	33 % 39
Niedergelassene Internisten Hamburg N=110	100 % 110	40 % 44	8 % 9	32 % 35	20 % 22
Vertrauensärzte Oldenburg-Bremen München-Oberbayern Schleswig-Holstein Hamburg N=61	100 % 61	41 % 25	33 % 20	26 % 16	–
Die Notwendigkeit einer Rehabilitationskur wird bis auf die Stimme eines Arztes für Allgemeinmedizin bejaht. Der Beginn wird überwiegend kurzfristig gewünscht.					

Tab. 6
Meinungsbefragung über Notwendigkeit einer Rehabilitationskur nach Herzinfarkt und Zeitpunkt der Einberufung

5 Jahre nach der ersten Befragung der Patienten über die Gespräche mit ihren Kassenärzten haben wir in einer Fragebogenaktion je 160 niedergelassene Internisten und Ärzte für Allgemeinmedizin angeschrieben, über ihre Meinung zur Notwendigkeit einer Rehabilitationskur nach Herzinfarkt und über den gewünschten Zeitpunkt der Einberufung nach der Entlassung aus dem Akutkrankenhaus. Die Tabelle zeigt, daß die Denkweise der Kassenärzte bezüglich der Notwendigkeit einer Rehabilitationskur jetzt 5 Jahre nach dem Beginn und der Möglichkeit solcher Spezialkuren fast einheitlich positiv geworden ist (siehe Tabelle 6).

2.6 Verhalten der Sozialversicherung zur Rehabilitation

Einige herausragende Mängel und gleichzeitig deren Abstellung sollen hier beschrieben werden. Das Prinzip der Sozialversicherungen in der Frage der Rehabilitation bestand bisher in der kausalen Leistungsbetrachtung „Wer hat das verursacht? Dann ist auch ein spezieller Versicherungszweig für die Kosten zuständig."

Das andere Prinzip war dasjenige eines begrenzten Zieles (arbeitsfähig, berufsfähig, erwerbsfähig). Es fehlte die Zielrichtung auf die bestmögliche soziale Eingliederung, welche das Arbeitsleben einschließen würde (finale Behandlungsweise). Diese aus der historischen Entwicklung der Sozialversicherung herzuleitenden Ungereimtheiten, die nur hier und dort auf engagierte Eigenverantwortlichkeit von Ärzten und Fachleuten der Sozialversicherung umgangen wurden, sind unserer heutigen Gesellschaftsform nicht mehr angemessen. In der WSI-Studie Nr. 20 (273) wurde 1971 daher gefordert:

„Maßgebend auch für die ärztliche Behandlung soll das Ziel der optimalen sozialen Eingliederung sein; deshalb müßten alle arbeits- und sozialrechtlichen Konsequenzen von Beschädigungen zunächst außer Betracht bleiben bis zu dem Zeitpunkt, wo feststeht, ob ein voller Rehabilitationserfolg eintritt oder nicht. Sorgen um den Lebensunterhalt dürfen nicht entstehen. Maßnahmen zur Wiederherstellung müssen deshalb gelöst werden von dem ursprünglichen, auch heute noch gültigen Ansatzpunkt der Wiedereingliederung in den Arbeitsprozeß."

Mit Inkrafttreten des Gesetzes zur Angleichung der Leistungen in der Rehabilitation und dem hier aufgestellten Ziel der Eingliederung auch in die Gesellschaft, sind wesentliche Mängel des Abgrenzungsdenkens durch Bestimmungen jetzt behoben. Um das zu verdeutlichen, sollen einige der Mängel, die auch nicht nur durch einen neuen Gesetzestext zu beheben sind, sondern durch Änderung des Bewußtseins derjenigen, die diese Gesetze zur Anwendung bringen, angeführt werden (siehe auch Kapitel 1. 1.2.7).

Jahrelang hat der § 183, 7 RVO die Rehabilitation behindert. Die Krankenkassen konnten hiernach bei längerer Krankheit einen Arzt (Krankenhausarzt, Kassenarzt, Vertrauensarzt) fragen, ob die Voraussetzungen zur Einreichung einer Berentung wegen Erwerbsunfähigkeit vorhanden seien. Es bestand keine Verpflichtung, vorher danach zu fragen, ob alle Möglichkeiten der Wiederherstellung ausgeschöpft seien. Gehrke (73) hat bereits frühzeitig diesen Paragraphen der RVO als fehlerhaft bezeichnet. Über die Rehabilitationsfeindlichkeit, bedingt durch Abgrenzungsdenken, haben wir berichtet (153), andererseits vertritt Kohlhausen (143) die Meinung, der Paragraph sei nur nicht richtig angewandt worden. Wir kennen viele Herzinfarktpatienten, die von den Krankenkassen aufgefordert wurden die Rente einzureichen, um Krankengeld einzusparen. Auf den Gedanken, mit der Rentenversicherung zusammen auf schnelle Rehabilitation zu dringen, war man nicht gekommen. Dem Patient, dem gesagt wurde, er müsse die Rente einreichen, wurde damit gleichzeitig klargemacht, daß er an einer schweren, wohl unheilbaren Krankheit leide.

Bei Inkrafttreten des Gesetzes zur Angleichung der Leistungen in der Rehabilitation (1. 10. 1974) wurde der entsprechende Paragraph der RVO geändert. Es kann danach von der Krankenkasse eine Frist auf Krankengeldentzug nur noch gesetzt werden, falls kein Antrag auf Maßnahmen zur Rehabilitation erfolgt. Es muß also vor Zwang zur Renteneinreichung erst nachgeprüft werden, ob alle Rehabilitationsmaßnahmen ausgeschöpft sind. Es ist insofern noch eine Lücke vorhanden, als die Verpflichtung zur ärztlichen Nachprüfung, ob alle entsprechenden Maßnahmen zur Wiederherstellung erfolgt sind, nicht zwingend gegeben ist. Es könnte also sein, daß eine Krankenkasse bei Nichtvorliegen von Anträgen für Rehabilitationsmaßnahmen annimmt, Maßnahmen seien auch nicht notwendig. Es bleibt zu hoffen, daß die Ärzte im Krankenhaus und in der Praxis bewußt die Möglichkeiten für ihre Patienten ausnutzen. Der ärztliche Gutachter kennt im allgemeinen neue Bestimmungen, bekommt aber lange nicht alle Fälle zur Begutachtung vorgelegt. Es wird Aufgabe der Sozialversicherung sein, Ärzte und Versicherte über die neuen Bestimmungen aufzuklären. Ein erheblicher Mangel durch fehlende Koordination zwischen Krankenversicherung und Rentenversicherung ist die fehlende Rücksichtnahme auf die Tatsache und Dauer der Arbeitsunfähigkeit eines Patienten. Wer krank ist und zu einer Rehabilitationsmaßnahme soll, müßte so schnell wie möglich einberufen werden. Beim Herzinfarkt ist diese nahtlose Weiterbehandlung durch das engagierte Eintreten von Ärzten bei einigen Sozialversicherungen teilweise gut geregelt. Wir kennen solche Möglichkeiten nach Krebs-Operationen und nach Endoprothesen-Operationen. Diese Möglichkeiten sind aber nur speziell interessierten Ärzten bekannt und werden dementsprechend nicht genügend genutzt. Ein Druck auf schnell durchzuführende Rehabilitationsmaßnahmen von seiten der Krankenkassen besteht bei länger arbeitsunfähig Erkrankten wegen des zu zahlenden Krankengeldes seit Jahren, ohne daß eine grundsätzliche Regelung getroffen wurde. Die Flexibilität zur schnellen Einberufung in eine Rehabilitationseinrichtung scheitert am finanziellen Desinteresse des Zahlers, z. B. der Rentenversicherung, die ganz gleich, wann die Heilmaßnahme stattfindet, den gleichen finanziellen Betrag zu leisten hat. Ein zweiter Grund liegt in der nicht genügenden Bettenzahl für spezielle Rehabilitationsverfahren, obwohl insgesamt kein Bettenmangel vorhanden ist. Es müßte nur eine Umorganisation erfolgen.*

Die Sozialversicherung kann das Verhalten des Patienten prägen, insofern als langes Warten auf medizinische oder berufliche Rehabilitationsmaßnahmen den Gesundungswillen schwächt und den Willen zur Berentung verstärkt. Das schematische Verhalten einer Versicherung ist an folgendem Fall ablesbar:

36jähriger Maurer. Nach dem „Hamburger Modell" Akutkrankenhaus, Rehabilitationsklinik, Heilverfahren, Vereinssportgruppe. Umgeschult zum kaufmännischen Angestellten. Die umschulende Versicherung sucht kaufmännische Angestellte. Patient meldet sich dafür. Er ist gut rehabilitiert, raucht nicht mehr, normales Gewicht, normaler Blutdruck. Ergometerbelastung bis 125 Watt 3 Minuten ohne stenocardische Beschwerden oder zunehmende ischämische Veränderungen im EKG. Untersuchung durch den Personalarzt ergibt neben der Infarktnarbe im EKG erhöhten Cholesterinwert.

---

* Siehe auch Modellversuch der BfA/Ersatzkassen ab 1976, Kapitel 3.2.3

Nach Besprechung zwischen Personalarzt und Personalabteilung Ablehnung der Einstellung als zu risikoreich. Patient hält Rücksprache mit dem aufsichtführenden Arzt der Sportgruppe, es bleibe ihm wohl nur die Einreichung der Rente, wenn er trotz Umschulung jetzt für diesen Beruf nicht geeignet sei. Patient wird beraten, geht zu einer anderen Behörde, wird dort nach ärztlicher Untersuchung eingestellt. Ist jetzt seit über 3 Jahren dort durchgehend in Arbeit. Inzwischen mit höherwertiger Aufgabe betraut und befördert.

Es wurde hier ein erfolgreiches und kostenaufwendiges Rehabilitationsverfahren fast zunichte gemacht. Es ist bekannt, daß von den Arbeitgebern nicht selten der Wiedereingliederung Widerstände entgegengesetzt werden, besonders wenige Jahre vor dem Rentenalter (105).

Für die Koordination unter den Sozialversicherungsträgern und den behandelnden Ärzten konnten bisher zwei Paragraphen herangezogen werden: § 1237,5 RVO für die im Einzelfall durchzuführenden Maßnahmen der Heilbehandlung ... ist so früh wie möglich ein Gesamtplan aufzustellen. Auf Wunsch des Betreuten ist sein behandelnder Arzt zu beteiligen.

§ 1244,1 RVO. Die Träger der Rentenversicherung sind gehalten, mit den Trägern der anderen Zweige der Sozialversicherung ... den kassenärztlichen Vereinigungen und Ärzten zur Durchführung von Maßnahmen zu Erhaltung, Besserung und Wiederherstellung der Erwerbsfähigkeit ..... zusammenzuarbeiten .... Die Bildung von Arbeitsgemeinschaften ist anzustreben. Nach Wortlaut und Auslegung dieser Bestimmungen hatten die Versicherungsträger schon immer die Verpflichtung über Rehabilitationsmaßnahmen im Zusammenwirken mit anderen Verwaltungsstellen und den Ärzten nachzudenken. Von einer Mitwirkung der Ärzte ist in beiden Paragraphen die Rede, diese Möglichkeiten wurden nur selten genutzt. Ab 1. 10. 1974 gilt das neue Gesetz zur Angleichung der Leistungen in der Rehabilitation. Die angeführten Paragraphen haben dann keine Gültigkeit mehr. Im ähnlichen Sinne sind andere Bestimmungen eingeführt worden. Nach § 5 (8) dieses Gesetzes ist festgelegt, daß die verschiedenen Träger der Rehabilitation einen Gesamtplan zur Wiederherstellung aufzustellen haben, dabei sollen „der Behinderte" auf sein Verlangen, oder soweit erforderlich die behandelnden Ärzte sowie die an Rehabilitationsverfahren beteiligten Stellen, zusammenwirken bei der Aufstellung des Gesamtplanes. Völlig neu ist jetzt, daß der beteiligte Patient einmal mit seiner eigenen Meinung berücksichtigt wird. Durch das neue Gesetz wurde der § 369 b RVO geändert. In der neuen Nr. 3 des ersten Absatzes heißt es hier: Die Krankenkassen sind verpflichtet, im Benehmen mit dem behandelnden Arzt eine Begutachtung durch einen Vertrauensarzt zu veranlassen, wenn dies zur Einleitung von Maßnahmen zur Rehabilitation, insbesondere zur Aufstellung eines Gesamtplanes ... erforderlich erscheint. Die Mitwirkung des Behinderten ist hier nicht nochmals festgelegt, was wohl auch nicht zwingend erforderlich ist, da jede Rehabilitationsmaßnahme für den Versicherten freiwillig ist und daher angenommen oder abgelehnt werden kann. Der § 5 des neuen Gesetzes und der neue Absatz des § 369 b RVO verpflichten nicht zur Einrichtung eines Rehabilitationsteams aus den beteiligten Ärzten und Vertretern der Sozialversicherung. Wir bleiben bei unserer Ansicht, daß nur durch ein solches Team effektive Rehabilitationspläne erstellt werden können. Es ist zu bedenken, daß alle Rehabilitation, sei sie medizinisch oder beruflich, immer von einem Krankheitsbefund ausgeht, also ärztlicher Sachverstand entscheidend in einem solchen Gremium notwendig ist (siehe hierzu auch Kapitel 1.3).

Es muß schließlich darauf hingewiesen werden, daß die verschiedenen Sozialversicherungen mit ihren Experten und die Sozialpolitiker seit Jahren bemüht sind, die Leistungen der Sozialversicherung zu verbessern, es bisher aber versäumt haben, die ökonomische Effektivität dieser Maßnahmen zu kontrollieren. Diese Kontrolle ist zugegebenermaßen nicht leicht und könnte nur mit Hilfe eines gemeinsamen Forschungsinstitutes geschehen. Diese wäre zweckmäßigerweise bei einem vereinheitlichten sozialärztlichen Dienst anzusiedeln (19, 158, 216). Er müßte allerdings mit modernen Möglichkeiten der Informationsgewinnung und technischer Steuerung ausgerüstet sein (144). Bei der laufenden Zunahme der Ausgaben der Sozialversicherung und damit der Zunahme der finanziellen Belastung der Versicherten wäre es sinnvoll, die Effektivität der Milliardenbeträge für die Rehabilitation zu überprüfen. So ist z. B. der Krankenstand trotz des Lohnfortzahlungsgesetzes (Inkrafttreten 1. 1. 1970) welches die Arbeiter und Handwerker im Krankheitsfall besser stellen und zusätzliche Rehabilitationsmaßnahmen erbringen sollte, laufend weiter angestiegen. Die Jahresdurchschnitte nach der Repräsentativstatistik der Betriebskrankenkassen von 1964 bis 1974 sind aus der Tabelle 7 ersichtlich. Vieles hängt bei dem Wunsch zu kurmäßigen medizinischen Rehabilitationsmaßnahmen von recht einfachen Wunschvorstellungen der Versicherten und bei Erweiterung der Bestimmungen von der Meinung der Selbstverwaltungsorgane der Sozialversicherung ab und ist wissenschaftlich nicht durchdacht und gesichert.* Ärztlich wissenschaftlicher Rat ist in den höheren Entscheidungsgremien der Sozialversicherung selten und nach unserem Eindruck auch nicht allzu gerne gesehen. Sozialromantik und Sozialideologie mag politisch werbewirksam sein. Wegen des Kostenanstieges für soziale Leistungen, die der Bürger – sei es direkt über Beiträge oder indirekt über die Steuern – zu zahlen hat, ist nur wissenschaftlich Gesichertes und für den Patienten, wie für die Solidargemeinschaft, Nützliches und ökonomisch Effektives in Zukunft noch zu verantworten.

Um diese Bedingungen zu erfüllen sind Modellversuche notwendig. Kritische Vergleiche des Gesundheitsstandards** der BRD mit anderen Ländern zeigen, daß die einseitige Begünstigung nur der Angebote von Gesundheitsleistungen trotz des enormen Aufwandes keinen entsprechenden Erfolg gebracht hat (269, 253).

Die Bundesrepublik Deutschland rangiert hier mit Österreich in abfallender Reihe hinter Schweden, Holland, Schweiz, England, Frankreich, DDR und USA. Auch Kosten – Nutzen – Analysen über Maßnahmen der Sozialversicherung fehlen, obwohl seit 1972 in der Bundeshaushaltsordnung festgelegt wurde, daß für geeignete Maßnahmen von erheblicher finanzieller Bedeu-

---

* Wannenwetsch hat nur den allgemeinen Nutzen von Kuren aufzeigen können, ohne genauer zu sagen mit welcher Methode welche Krankheit effektiv anzugehen sei (261).
** Der Begriff des Gesundheitsstandards wird von Weissenböck (269) gebildet aus durchschnittlicher Lebenserwartung in Jahren bei Geburt, Säuglingssterblichkeit, Müttersterblichkeit, Sterblichkeit an arteriosklerotischen und degenerativen Herzkrankheiten in der Altersgruppe der 45–54jährigen.

Tab. 7*

Krankenstände der Betriebskrankenkassen in Prozent der Pflichtmitglieder										
1964	1965	1966	1967	1968	1969	1970	1971	1972	1973	1974
5,53%	5,75%	5,62%	4,74%	5,73%	6,36%	7,02%	7,11%	7,18%	7,51%	6,90%

tung diese vorzunehmen seien (§ 6 Haushaltsgrundsätzegesetz und § 7 Bundeshaushaltsordnung). Entsprechende Analysen hat das Bundesministerium für Jugend, Familie und Gesundheit 1972 für Impfungen in Auftrag gegeben (1), die Ergebnisse sind z. B. für die Grippeimpfung so günstig, daß man der Sozialversicherung die Kostenübernahme empfohlen hat.

---

* Aus Soziale Selbstverwaltung 5 (1974) 38 und AsM 4 (1975) 110

Kapitel 3

Das „Hamburger Modell" der Herzinfarktrehabilitation

3.1 Entstehungsgeschichte

Jahrelange Einzelerfahrungen bei Begutachtungen von Rehabilitationsmaßnahmen und Beurteilungen der Arbeitsfähigkeit von Herzinfarktpatienten
hatten wir 1969 zusammengefaßt. Es wurde provokatorisch gefragt „betreiben wir die Wiederherstellung dieser großen Krankheitsgruppe wie es derzeit
nach den wissenschaftlichen Ergebnissen möglich wäre". Das war in Hamburg nicht der Fall (148). Neben den Mängeln in der Organisation und
Koordination der einzelnen Gesundheitsleistungen beim Herzinfarkt (sogenannte bürokratische Risikofaktoren) kam damals hinzu, daß die in Europa
fußfassende, von der Sportmedizin beeinflußte, andere Behandlungsweise der
frühzeitigen Mobilisation schon im Krankenhaus (195) und dann folgende
körperliche Trainingsbehandlung (78, 79, 129) in der Bundesrepublik noch
fast keine Berücksichtigung fand. Ein organisatorischer Rehabilitationsplan
für Herzinfarktpatienten wurde daher aus diesen Erfahrungen entworfen.

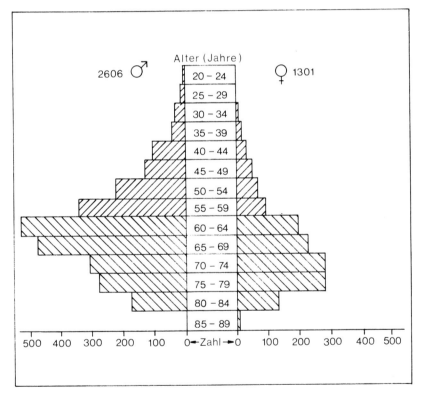

Abb. 5
Alters- und
Geschlechtsverteilung
von 3907 aus den
Hamburger
Krankenhäusern 1968/69
entlassenen
Herzinfarktpatienten
(in Zusammenarbeit mit
Dörken)

Ab 1970 war es dann möglich durch die Initiative von Donat mit Koeffler
(141) eine speziell für die Herzinfarktnachbehandlung eingerichtete Abteilung im Krankenhaus Wintermoor in der Lüneburger Heide zu eröffnen. Im
gleichen Jahr war es durch die Initiative von Jungmann mit Stein (132, 239)
möglich, die Curschmann-Klinik an der Ostsee mit gleicher Arbeitsrichtung
einzurichten. In diesen Häusern wurde jetzt die Weiterbehandlung besonders

unter den Vorstellungen der Wirksamkeit des körperlichen Trainings fortgeführt. Die in einigen Krankenhäusern schon frühmobilisierten Patienten
konnten direkt in diese Spezialkliniken zur Frührehabilitation verlegt werden. Um den bei Beteiligung aller Hamburger Krankenhäuser notwendigen
Bettenbedarf für die Spezialkliniken in Erfahrung zu bringen, wurde die Zahl
der in den Jahren 1968/69 aus Hamburger Akutkrankenhäusern entlassenen
Patienten nach Herzinfarkt festgestellt und bezüglich des Alters und Ge-
schlechtes analysiert (Abbildung 5).

Mit den Krankenkassen konnten wir die Kostenfragen unter der Vorstellung
einer jetzt im Akutkrankenhaus kürzeren und im Spezialkrankenhaus effekti-
veren Behandlung regeln. Nach Ausarbeitung eines Verlegungsmodus, wobei die Sozialarbeiterinnen in den Krankenhäusern behilflich waren, benutz-
ten sehr schnell die meisten Hamburger Krankenhäuser die Möglichkeit der
Verlegung zur Spezialbehandlung von Infarktkranken. In einem weiteren
Schritt erfolgte die Verknüpfung mit dem Heilverfahren über die Rentenversicherung. Die Spezialkliniken (Stationsarzt und Sozialarbeiterin) reichen
automatisch das Anschlußheilverfahren ein, welches sich dann schnell anschließen kann. Am 2. 3. 1971 wurden erstmals über diese organisatorische
Zusammenarbeit zwischen Akutkrankenhaus, Spezialklinik und Gutachter
der Sozialversicherung im Ärztlichen Verein Hamburg berichtet (50).

Während einer Fortbildungsveranstaltung der Ärztekammer Hamburg am
23. 5. 1971 mit Darstellung der modernen Infarktbehandlung in der Akutklinik durch Donat (51), der Frührehabilitation durch Halhuber (86) und unsere Erläuterungen der sozialmedizinischen Bedeutung dieser organisierten Behandlung (152), bekam die schon früher von Mensen (99), später von Halhuber (84), Mahr (182), Matzdorff (184) und uns (148, 153) geäußerte Idee
der notwendigen weiteren Betreuung über die Kliniken und Sanatorien hinaus am Wohnort eine entscheidende Richtung. Auslösend war die Diskussion mit Ilker, einem niedergelassenen Internisten und engagierten Sportarzt.
Die Trainingsbehandlung am Wohnort in Zusammenarbeit mit Sportvereinen wurde dort bereits entworfen. Am 29. 6. 1971 erfolgte die Gründungsversammlung eines Kreises interessierter Ärzte in Hamburg, die sich den Namen „Arbeitsgemeinschaft für kardiologische Prävention und Rehabilitation e. V. Hamburg" gab.

Hauptgesichtspunkte dieses ersten Gespräches waren es, einen möglichst
großen Teilnehmerkreis von Infarktkranken anzusprechen und am Wohnort
weiter zu versorgen, dabei eine Form der Nachbetreuung zu finden, die nicht
mehr ausschließlich medizinischen Charakter hatte. Wir meinten, die letzte
Phase der Rehabilitation gehe in die Zweitpraevention über, sei also nicht
mehr ein nur medizinisches Problem. Es handele sich um den Übergang des
Genesenden in den „bedingt Gesunden" (siehe Tabelle 12). Andere Übungsgruppen von Infarktpatienten am Wohnort lernten wir frühzeitig kennen.
Hüllemann (83) betreut in Heidelberg seit Jahren im Rahmen der Universität und Weidener (265, 266) schon länger in Berlin am Institut für Lei-
stungsmedizin eine solche Gruppe. Später wurde uns bekannt, daß Hartmann (96) als praktischer Arzt im Rahmen des Versehrtensports in Schorn-
dorf eine Gruppe aufgebaut hat, übrigens als erster in der Bundesrepublik.
Erst später haben wir Kenntnis von einer Infarktsportgruppe in Wien an der

Universität unter Leitung von Kubicek (139, 166, 167) erlangt.

Am 16. 2. 1974 erfolgte in Hamburg beim Kongreß „Aktive Freizeit" des Deutschen Turnerbundes ein Erfahrungsaustausch zwischen den genannten Gruppen (49). Pohl v. Elbwehr (207) berichtete hier über Erfahrungen der ambulanten Betreuung von Infarktkranken im Rahmen der Volkshochschule in Verbindung mit dem Projekt Gesundheitspark in den Olympiaeinrichtungen. Diese Gruppen sind vorwiegend im Bereich medizinischer Institutionen angesiedelt. Unser Anliegen in Hamburg war es eine Organisation am Wohnort aufzuziehen, die nicht so sehr mit dem Odium des Kranken, des Behinderten belastet sein sollte und eine möglichst große Zahl von Herzinfarktpatienten erfaßt. Auch waren wir der Ansicht, daß weltanschauliche Dinge nicht mit der Rehabilitation verquickt werden sollten (Kneipp-Vereine o. ä.).

Begründung für die Nachbetreuung von Herzinfarktpatienten in Vereinssportgruppen
1. Sportvereine mit entsprechenden Einrichtungen sind vorhanden (Turnlehrer, Hallen, Plätze, Geräte).
2. Sportvereine gehören zu den normalen (nichtmedizinischen) Einrichtungen einer pluralistischen Gesellschaft. Der mitturnende Arzt ist hier Partner, nicht Autorität.
3. Die Herzinfarktvereinssportgruppe kann überall dort eingerichtet werden, wo ein Sportverein und ein Arzt vorhanden sind, also bis in kleinere Gemeinden.

Tab. 8
Begründung für die Nachbetreuung von Herzinfarktpatienten in Vereinssportgruppen

Die Gründungsversammlung hatte weitere bis heute gültige Prinzipien festgelegt, die dann zur Ausführung kamen. In den Namen der Arbeitsgemeinschaft war neben dem Wort *Rehabilitation* absichtlich *Praevention* aufgenommen worden, nicht nur unter dem Gesichtspunkt des Überganges der Rehabilitation in die Zweitpraevention, sondern in der Absicht, nach einigen Jahren der Erfahrung mit den Infarktsportgruppen therapeutische Möglichkeiten in ähnlicher Organisationsform für einen großen Kreis von Menschen praeventiv eröffnen zu können, auch das wäre organisatorisch mit Hilfe der Sportvereine möglich.

Die Aufgaben der Arbeitsgemeinschaft in Anwendung auf die Probanden wurden nicht nur im weitergeführten körperlichen Training gesehen, sondern in der umfassenden Betreuung mit Ausschaltung der Risikofaktoren und Motivation auf eine gesunde Lebensweise als Unterstützung der Behandlung des Kassenarztes. Dafür sollten mit Hilfe der Lebensmittelindustrie Ernährungsberatungen mit Kochkursen für die Probanden einschließlich Ehepartner eingerichtet werden. Regelmäßig sollten nach den Sportstunden Diskussionen und Vorträge über gesunde Lebensweise und häusliche Trainingsprogramme stattfinden. Schließlich sollte eine eigene Untersuchungsstation für regelmäßige Überwachungen der Sportgruppenteilnehmer und wissenschaftliche Auswertung der Ergebnisse aufgebaut werden. Die Konstruktion sowie die Aufgaben der Arbeitsgemeinschaft, wie diese dann in Funktion traten, sind aus der Tabelle 9 ersichtlich.

Tab. 9
Aufgaben der
Arbeitsgemeinschaft

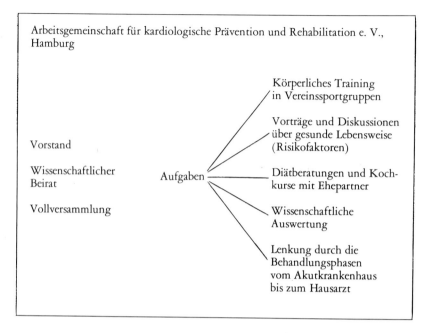

Arbeitsgemeinschaft für kardiologische Prävention und Rehabilitation e. V., Hamburg

Vorstand

Wissenschaftlicher Beirat

Vollversammlung

Aufgaben ────

Körperliches Training in Vereinssportgruppen

Vorträge und Diskussionen über gesunde Lebensweise (Risikofaktoren)

Diätberatungen und Kochkurse mit Ehepartner

Wissenschaftliche Auswertung

Lenkung durch die Behandlungsphasen vom Akutkrankenhaus bis zum Hausarzt

Die im Kapitel 1.3 und 2.5 geäußerten Ansichten eines Rehabilitationsteames konnten durch die Zusammensetzung des Vorstandes der Arbeitsgemeinschaft verwirklicht werden. Dem Vorstand gehören je ein Vertreter der niedergelassenen Kassenärzte, der Krankenhausärzte, der Ärzte aus den Rehabilitationskliniken, der Ärzte der Sozialversicherungsträger, der Ärzte aus dem Hochschulbereich und der medizinischen Industrie an. Dadurch, daß alle an der Herzinfarktrehabilitation Beteiligten an einem Tisch sitzen, ist es möglich, die umfassende Betreuung der Versicherten in allen Phasen ohne Kompetenzschwierigkeiten zu erreichen. Es wird hier so etwas entwickelt, wie es Halhuber[*] sozialmedizinische Diplomatie genannt hat (siehe Tabelle 10).

Ausgehend von den beiden ersten Herzinfarktvereinssportgruppen bei der Hamburger Turnerschaft von 1816 (Ilker) und dem Eimsbütteler Turnverband (Bock) sind inzwischen Gruppen bei Sportvereinen im Hamburger Raum entstanden. Weitere sind im Aufbau. In Lübeck, Bremen, Herne, Heidelberg und Frankfurt sowie Köln wurden Gruppen nach unserem Modell gegründet. Im Frühjahr 1973 besuchte uns der Altmeister der Herzinfarktrehabilitation durch körperliche Übungstherapie Prof. Gottheiner. Er orientierte sich eingehend über unsere Arbeit und bat dann um Mitgliedschaft in der Arbeitsgemeinschaft. Die 1971 für erst einmal 5 Jahre konzipierte Arbeitsgemeinschaft wird 1976 eine andere Organisationsform annehmen müssen (bisher gemeinnützig).

---

[*] Diskussionsbemerkung beim sozialmedizinischen Kolloquium „Das Leben nach dem Herzinfarkt", Bad Nauheim 1971

Es besteht ab 1. 10. 1974 nach dem Gesetz zur Angleichung der Leistungen in der Rehabilitation die Möglichkeit der Kostenübernahme für die Sozialversicherung. Es sollte dabei die bewährte Zusammenarbeit aller Ärztegrup-

Tab. 10
Vorstand der
Arbeitsgemeinschaft

Satzung

Arbeitsgemeinschaft für kardiologische Prävention und Rehabilitation e. V., Hamburg

§ 7

Vorstand

1. Der Vorstand besteht aus 7 Personen.

Dem Vorstand gehören an:
a) ein Vertreter der niedergelassenen Kassenärzte

b) ein Vertreter der Krankenhausärzte

c) ein Vertreter der Ärzte der Rehabilitationskliniken

d) ein Vertreter der Ärzte der Sozialversicherungsträger oder des öffentlichen Gesundheitsdienstes

e) ein Vertreter der Ärzte aus dem Hochschulbereich

f) ein Vertreter aus der Ernährungs-, pharmazeutischen oder medizinisch/technischen Industrie

g) ein weiterer Vertreter aus der Ernährungs-, pharmazeutischen oder medizinisch/technischen Industrie

---

pen in einem Lenkungsgremium erhalten bleiben, eventuell erweitert durch die Vertreter der Sozialversicherung und in enger Anlehnung an die Kassenärztliche Vereinigung. Der Organisationsplan der koordinierten medizinischen Leistungen mit Integration aller Ärztegruppen hat sich bewährt und wird in der bisherigen Weise erhalten bleiben müssen.

3.2 Organisationsform

Die Arbeitsgemeinschaft hatte anfangs nur die Weiterbetreuung der Patienten als Unterstützung der Therapie des Hausarztes am Wohnort im Auge. Inzwischen ist daraus aber die Lenkung durch die verschiedenen Phasen vom Akutkrankenhaus über die Spezialklinik und die Kurklinik (Anschlußheilverfahren) sowie Betreuung in den Sportvereinen bis zur Wiedereingliederung und Zweitpraevention geworden.

3.2.1 Frühmobilisation

Frühmobilisation

In der Erkrankung bis zur Genesung durchläuft der Herzinfarktpatient medizinisch verschiedene Phasen. Direkt nach dem akuten Ereignis ist der Patient so stark gefährdet, daß er eine intensive Überwachung und Behandlung im Akutkrankenhaus benötigt. Mit Beginn der Konsolidierung des nekrotischen Bezirks im Myocard tritt der Patient in die nächste Phase ein, in der je nach der Belastbarkeit die Mobilisierung erfolgt. Diese Frühmobililisierung, ange-

Tab. 11
Frühaufstehen nach
Herzinfarkt von
Missmahl

Marienkrankenhaus Hamburg, I. Med. Abt. (Chefarzt Prof. H. P. Missmahl)

Trainingsplan zur Rehabilitation nach Herzinfarkt

Name: _____ Jahr:_____

Beginn des Trainings am _____ Tage nach dem Infarkt

Tag	Datum	An den folgenden Tagen dürfen Sie vormittags und nachmittags	Unterschrift
1		10 Minuten im Sessel sitzen	Vormittag
			Nachmittag
2		15 Minuten im Sessel sitzen	Vormittag
			Nachmittag
3		10 Minuten im Sessel sitzen und 5 Minuten auf dem Flur gehen	Vormittag
			Nachmittag
4		10 Minuten im Sessel sitzen und 5 Minuten auf dem Flur gehen	Vormittag
			Nachmittag
5		5 Minuten im Sessel sitzen und 10 Minuten auf dem Flur gehen	Vormittag
			Nachmittag
6		10 Minuten auf dem Flur gehen und ½ Treppe ab- und aufwärts gehen	Vormittag
			Nachmittag
7		10 Minuten auf dem Flur gehen und ½ Treppe ab- und aufwärts gehen	Vormittag
			Nachmittag
8		5 Minuten auf dem Flur gehen und 1 Treppe ab- und aufwärts gehen	Vormittag
			Nachmittag
9		5 Minuten im Garten gehen	Vormittag
			Nachmittag
10		10 Minuten im Garten gehen	Vormittag
			Nachmittag
11		15 Minuten im Garten gehen	Vormittag
			Nachmittag
12		15 Minuten im Garten gehen	Vormittag
			Nachmittag
13		20 Minuten im Garten gehen	Vormittag
			Nachmittag
14		20 Minuten im Garten gehen	Vormittag
			Nachmittag

Ab dem 3. Tag ist Gang zur Toilette und sich selbst zu waschen erlaubt.
Ab dem 6. Tag dürfen die Mahlzeiten am Tisch eingenommen werden.
Nach dem 14. Tag nachmittags 1 Stunde Bettruhe einhalten.

regt schon 1952 von Levine (181), zuerst in der Bundesrepublik von Miss-mahl (195) (siehe Tabelle 11), dann von Donat und Koeffler (52) veröffent-licht, hat sich in den Hamburger Krankenhäusern durchgesetzt (171).

Inzwischen ist auch erwiesen (252), daß es bei gezielter Frühmobilisation nicht zum Anstieg der Frühmortalität oder zur Reinfarktzunahme kommt. Diese Phase endet damit, daß der Patient stundenweise außerhalb des Bettes sein kann und etwas später auf dem Flur oder im Gelände spazierengehen und eine Treppe steigen darf. Erfahrungsgemäß kann die Frühmobilisation im Akutkrankenhaus im Laufe der zweiten Woche beginnen. Voraussetzung für den Beginn der aktiven Mobilisierung im Akutkrankenhaus ist das Ende der akuten Phase des Herzinfarktes. Sobald durch die Frühmobilisation eine Leistungsfähigkeit von 25 W für 3 Minuten am Fahrradergometer im Liegen erreicht wird, ist der Patient ohne Rücksicht auf sein Alter verlegungsfähig in die Rehabilitationsklinik. Ohne ergometrische Untersuchung ist der Zeitpunkt erreicht, wenn Patienten ohne Hilfe auf dem Krankenhausflur gehen und mindestens eine Etage treppensteigen können.

3.2.2 Frührehabilitation in der Rehabilitationsklinik

Für die Aufbauphase hat sich eine Zusammenfassung dieser Patienten in einer größeren Gruppe in einer Spezialklinik außerhalb der Stadt als sinnvoll erwiesen. Hier erfolgt neben der notwendigen medikamentösen Behandlung, der Diät und der psychologischen Führung eine gezielte Trainingsbehandlung nach sportmedizinischen Gesichtspunkten (48, 78, 132, 184) unter Einschluß von Terrainkuren im Sinne von Oertel (201) und Beckmann (10). Die aktive Bewegungstherapie führt erst einmal zur besseren Koordination der Bewegungen, weitergehend kommt es zu Trainingseffekten mit funktionell adaptativen Vorgängen im Sinne der Ökonomisierung des Kreislaufes von der Peripherie her. Das Herz wird durch verringerten O_2-Bedarf und die geringere Arbeitsleistung entlastet. Es können morphologisch faßbare Anpassungserscheinungen auftreten (111, 114). Für diese Spezialbehandlung stehen im Hamburger Raum das Krankenhaus Wintermoor in der Lüneburger Heide,* die Curschmann-Klinik an der Ostsee und die Rehabilitationsklinik in Bad Segeberg in der Holsteinischen Schweiz zur Verfügung. Die leitenden Ärzte sind aktive Mitglieder der Arbeitsgemeinschaft für kardiologische Prävention und Rehabilitation e. V., Hamburg. In den drei Häusern ist die Belastung in verschiedene Leistungsgruppen abgestuft, je nach der vorher gemessenen individuellen Belastbarkeit. Der Übergang von einer Gruppe in die andere ist möglich. Beim unkomplizierten Herzinfarkt ist die Verlegung in die Rehabilitationsklinik in der Regel in der 4. Woche möglich. Der Transport erfolgt mit einem Krankenwagen sitzend, nur in Ausnahmefällen liegend. Die Begleitmannschaft ist ausgebildet in lebensrettenden Maßnahmen. Entsprechende Geräte sind im Wagen vorhanden. Für die Belastungskriterien der einzelnen Phasen in bezug zur möglichen Institution siehe Tabelle 12. Wir wissen inzwischen, daß die im Kreislauflabor erhaltenen ergometrischen Werte nur bedingt auf körperliche Belastungen bei den verschiedenen sportmedizinischen Bewegungsarten übertragbar sind. Bei sozialmedizinischer Betrachtungsweise der Seuche Herzinfarkt ist es aber nicht möglich, aufwendige Testverfahren (z. B. Telemetrie) in größerem Umfange zu verwenden. Es

Frührehabilitation in der
Rehabilitationsklinik

---

* Dezember 1975 geschlossen. Ab März 1976 Eröffnung der Herz-Kreislauf-Klinik Brevensen mit dem gleichen medizinischen Stammpersonal.

müssen einfache und nicht zeit- oder kostenaufwendige Methoden der Kreislaufmessung erarbeitet werden (siehe auch Kapitel 4.2).

Durch Verhandlungen mit den gesetzlichen Krankenkassen war es möglich, die Kostenübernahme über die Akutklinik hinaus für die Rehabilitationsklinik zu sichern. Hierbei war einleuchtend, daß eine weitergeführte Spezialbe-

Schweregrad (Belastungsgruppe)	Definition	Klinische Zeichen	Ergometrie (Wattstufen, die gut vertragen werden)	Institutionen Maßnahmen
	Frühphase			Akutkrankenhaus
IV	Mobilisierungsphase	Von der Normalisierung von Enzymaktivitäten, Leuko und Temperatur, Rückgang der BSG, Stabilisierung von Herzrhythmus und Kreislauf an	0–25 W 3–6 Min.	Überwachung und Behandlung, Bekämpfung von Herzrhythmusstörungen, Herzinsuffizienz Frühmobilisation
III	Aufbau-Phase noch erhebliche Einschränkung der Leistungsbreite	Zeichen von Koronar- oder Herzinsuffizienz schon bei körperlicher Alltagsbelastung	25–50 W 3–6 Min.	Rehabilitationsklinik Aktivierung durch Training. Arrhythmieprophylaxe. Digitalisierung
II	Noch Aufbauphase	Zeichen von Koronar- oder Herzinsuffizienz erst bei mehr als Alltagsbelastung eines sitzend Tätigen	75–100 W 3–6 Min.	Kurklinik I Sportgruppen am Wohnort Wie bei Stadium III, aber weiter steigend. Vermeidung der Risikofaktoren
I	„bedingt gesund" praktisch keinerlei Einschränkung der Leistungsbreite	beschwerdefrei im täglichen Leben und auch bei ungewohnter körperlicher Belastung	125–150 W 3–6 Min.	Sportverein lebenslang Vermeidung von Risikofaktoren. Medikamente nach Erfordernis. Fit bleiben.

handlung sowohl individuell als auch ökonomisch effektiv ist, was wir inzwischen beweisen konnten (siehe Kapitel Wiedereingliederung). Früher dauerte eine klinische Infarktbehandlung durchschnittlich 8 Wochen, jetzt dauert diese mit 3–4 Wochen Akutklinik und 4 Wochen Rehabilitationsklinik, in der die Kosten auch geringer sind, nicht länger. Die gesetzlichen Krankenkassen verlangten die zentrale Begutachtung. Diese wird mit Hilfe von Befundbögen ohne Untersuchung erreicht. Die Bögen enthalten einen sozialmedizinischen Teil mit Fragen über die Möglichkeit der Wiederherstellung[*]

---

[*] Im neuen Befundbogen ab 1976 ist dieser Teil fortgefallen.

und einen klinisch-medizinischen Teil. Befunde, wie deutliche Myokardinsuffizienz, Herzwandaneurysma, schwerwiegende Arrhythmien und schwere Nebenerkrankungen schließen die Weiterbehandlung in einer Rehabilitationsklinik aus. Dieser Teil des Befundbogens (siehe Tabelle 13) wird vom Arzt im Akutkrankenhaus ausgefüllt.

Tab. 13

```
                                        Hamburg, den ......................

                                              ┌          (Stempel des Antragstellers)        ┐
An die
Facharztzentrale der LVA
Freie und Hansestadt Hamburg

2 Hamburg 26
Bürgerweide 4        Tel. 25 79 21            └                                              ┘


ANTRAG AUF WEITERBEHANDLUNG in einer SPEZIALKLINIK für HERZKRANKE

Betr.: Herrn/Frau ........................................ geborene ....................................
        Geburtsdatum ....................................................................................
        wohnhaft in .......................................................................................
Beruf:                      Krankenkasse:                    Rentenversicherung:
...................          .....................            ......................

Der/Die Patient(in) befindet/befand sich in stationärer/ambulanter Behandlung
vom ...................................................... bis ............
Diagnose: ..................................................................................................
.................................................................................................................
.................................................................................................................

Die medizinische Weiterbehandlung wird gewünscht in: ...........................................

Rhythmusstörungen: ..................................................................................
Herzwandaneurysma? ...............................................................................
Dekompensationszeichen: .........................................................................
schon körperlich belastet? ........................................................................

                                              _____
                                                    (Stationsarzt, beh. Arzt)

VERTRAUENSÄRZTLICHE STELLUNGNAHME        — Facharztzentrale der LVA, Bürgerweide
Stationäre Behandlung (§ 184 RVO) in .......................................................
als notwendig angesehen?              Ja / Nein
Dauer ................................................ Einberufung in etwa ....................
Die KRANKENKASSE wird gebeten, das Doppel des Antrags mit der Kostenverpflichtung direkt an
.................................................................................................................
zu senden. Einberufung des/der Patienten(in) erfolgt danach von dort.

Hamburg, den ...........................................
                                              _____
                                                         (Unterschrift)

KOSTENVERPFLICHTUNG DER KASSE:
Mitgliedschaft besteht. Wir bitten die Spezialklinik, nach Aufnahme des/der Patienten(in) ein Zahlungs-
ersuchen an uns zu übersenden.

Hamburg, den ...........................................
                                              _____
                                                    (Stempel der Krankenkasse)
```

Der Bogen wird dem Gutachterdienst der Landesversicherungsanstalt Hamburg eingereicht, dort am gleichen Tage bearbeitet und der zuständigen Krankenkasse zur Bestätigung der Kostenübernahme weitergereicht. Diese schickt ein Doppel an die Rehabilitationsklinik, die Einberufung erfolgt von dort. Auch niedergelassene Ärzte verlegen mit diesen Befundbögen später diagnostizierte, nicht bettlägerige Patienten mit Herzinfarkt direkt in die Rehabilitationsklinik. Gleichfalls werden Anträge von Kassenärzten gestellt für Herzinfarktpatienten, die in meist auswärtigen Krankenhäusern lagen, denen das „Hamburger Modell" nicht bekannt ist, oder die sich dem System bisher nicht anschließen wollen (siehe Tabelle 2).

3.2.3 Heilverfahren der Rentenversicherung

Bereits während des Aufenthaltes in der Rehabilitationsklinik erfolgt bei geeigneten Fällen etwa in der zweiten Woche der Antrag an die Rentenversicherung auf Durchführung eines Anschlußheilverfahrens. So können die dazu notwendigen Verwaltungsangelegenheiten bereits eingeleitet werden. Der Schlußbericht der Rehabililitationsklinik wird dann in Durchschrift direkt an den Gutachterdienst der entsprechenden Rentenversicherung übersandt, von wo aus ohne erneute Untersuchung sofort ein geeigneter Kurort bestimmt wird, in dem das begonnene körperliche Training, die medizinische Behandlung und die Motivation auf gesunde Lebensweise fortgesetzt werden können. Da nicht nur diese für das Anschlußheilverfahren geeigneten Schlußberichte, sondern alle Berichte an die Rentenversicherungen übersandt werden, lassen sich auch später notwendige berufsfördernde Maßnahmen und eventuelle Berentungen ohne erneute Untersuchungen, und somit kosten- und zeitsparend, einleiten.

Bisher sind in unserem Modell die Spezialkliniken für den Schweregrad III (auf Kosten der Krankenkassen) und II (auf Kosten der Rentenversicherungen) an verschiedenen Orten. In Modellfällen (153) haben wir schon vor längerer Zeit die institutionelle, nicht kostenmäßige Zusammenlegung dieser Behandlungsphasen verwirklicht. Bisher scheiterte das an der ungenügenden Bettenzahl. Seit Frühjahr 1974 sind durch die Eröffnung der Kurklinik Bad Segeberg genügend Betten für die Frührehabilitation des Hamburger Raumes und auch für Schleswig-Holstein vorhanden, wodurch es möglich war, mit der LVA Hamburg und der BfA Berlin für die dort Rentenversicherten zu erreichen, daß vier Wochen nach Abschluß der Spezialbehandlung auf Kosten der Krankenkasse, die erneute Einberufung für vier Wochen auf Kosten der Rentenversicherung erfolgt (Anschlußheilverfahren).

Aus der Verpflichtung des Rehabilitationsangleichungsgesetzes zur möglichst schnellen medizinischen Rehabilitation und zur hierfür notwendigen engen Zusammenarbeit der Rehabilitationsträger haben die Bundesversicherungsanstalt für Angestellte und die Ersatzkrankenkassen ein neues Verfahren entwickelt. Dieses kommt bei der Rehabilitation des Herzinfarktes unseren Vorstellungen in der Organisation entgegen. Die Behandlungsteile II und III nach dem „Hamburger Modell" (siehe Abbildung 7) von je vier Wochen auf Kosten der Krankenversicherung und auf Kosten der Rentenversicherung werden zu einem Block von sechs Wochen zusammengefaßt. Kostenträger ist vorrangig die Rentenversicherung, falls keine Ansprüche bestehen die Ersatzkrankenkasse (z. B. bei nicht selbst versicherten Ehepartnern und Rentnern).

In diesem Modell, das sich mit der von uns angestrebten Weiterentwicklung deckt, ist entscheidend, daß eine Vorprüfung der Verwaltung der Sozialversicherung nicht erfolgt. Der Krankenhausarzt kann bei medizinischer Indikation die Verlegung und den Aufnahmetermin mit der Spezialklinik absprechen. Die Kostenregelung erfolgt parallel durch Einreichung einfacher Vordrucke an die für den Patienten zuständige Ersatzkrankenkasse. Diese regelt die Kostenübernahme in Zusammenarbeit mit der Bundesversicherungsanstalt für Angestellte gegenüber der Rehabilitationsklinik.

Vereinbarungen von Landesversicherungsanstalten mit RVO-Kassen (Versichertenkreis Arbeiter und Handwerker) mit Prüfung der versicherungsrechtlichen Ansprüche vor einer Verlegung in die Rehabilitationsklinik werden, wenn das Modell Ersatzkrankenkassen/Bundesversicherungsanstalt für Angestellte funktioniert, nicht langlebig sein. Die Vorprüfung mit dem Hin- und Herschieben des Aktenvorganges, abhängig von vielen subjektiven Faktoren der prüfenden Stelle, wird immer den Einzelfall verzögern.

Das Funktionieren der direkten Verlegung wird abhängig sein von der Einstellung des Krankenhausarztes. Die teilweise noch vorhandene medizinische Schulmeinung der längeren körperlichen Schonung nach Herzinfarkt muß verändert werden. Der Rückgang der Krankenhausbehandlungen und damit nicht volle Auslastung der Krankenhäuser kann im Einzelfall die Verweildauer verlängern und der frühzeitigen Verlegung in eine Rehabilitationsklinik entgegenstehen. Leitende Krankenhausärzte klagen darüber, daß ihr Krankengut für die Ausbildung junger Ärzte zu sehr eingeengt wird.

3.2.4   Institutionelle Voraussetzungen für die Frührehabilitation

Durch die Notwendigkeit von Rehabilitationskliniken mit der speziell auf die Frührehabilitation ausgerichteten Aufgabe, waren Mitglieder unserer Arbeitsgemeinschaft gehalten, sich über Standort, Einrichtungen und personelle Fragen Gedanken zu machen. Entsprechende Veröffentlichungen liegen von Jungmann und Stein (133) sowie von uns (243) vor.

Klima: Klimatische Einwirkungen auf das Herz-Kreislauf-System sind zu beachten. Die Voraussetzungen der Luftreinheit und der guten Belüftung müssen gegeben sein. Die Lufttemperatur in Kombination mit dem Dampfdruck (Aequivalent-Temperatur Tä) führt bei Überschreitung von Tä 40° zu einer Wärmebelastung des Kreislaufs und ab Tä 50° zur Überbeanspruchung des Kreislaufs. Diese Aequivalenttemperatur sollte also am Standort einer Rehabilitationsklinik nur selten erreicht werden. Tiefebenen und enge Täler sind aus diesen Gründen ungeeignet. Möglichst viele Sonnentage sind zu fordern. Exponierte Kuppenlagen sowie Nordseeklima sind wegen des stärkeren Windes ungeeignet. Viel Regen und Nebel beschneiden die Therapie im Freien. Schneereiche Lagen sind allerdings günstig für Skiwandern.

Gelände: Einerseits ist eine landschaftlich reizvolle Lage mit Hügeln, Seen, Strand und Wäldern zu fordern, da sich ein großer Teil der Bewegungstherapie im Gelände abspielt, andererseits muß der Standort verkehrsgünstig gelegen sein, jedoch abgelegen von stark befahrenen Straßen. In unmittelbarer Umgebung sollten, ebene und für steigende Belastung auch ansteigende Wege vorhanden sein.

Beschäftigungsmöglichkeiten: Gewisse anspruchslose Unterhaltungsmöglichkeiten, wie Fernsehen, Kino, aber auch kulturelle Veranstaltungen sollten innerhalb und außerhalb der Rehabilitationsklinik vorhanden sein. Regelmäßige Vorträge über gesunde Lebensweise und Vermeidung der Risikofaktoren sind zweckmäßig sowie echte Beschäftigungstherapie. Hierfür müssen genügende Nebenräume und Einrichtungen vorhanden sein.

Personelle Fragen: Der „Bettenschlüssel" in Rehabilitationskliniken wird sich demjenigen in Akutkrankenhäusern nähern (91). Es ist Aufgabe dieser Kliniken, mit entsprechendem Personal die Indikationen für die bewegungstherapeutischen Maßnahmen zu stellen und häufig zu überprüfen. Das hierfür notwendige technische Personal muß vervollständigt werden durch therapeutisches Personal (Bewegungs- und Beschäftigungstherapeuten, Sportlehrer, Psychologen, Ernährungsberater, Sozialarbeiter). Die Aufgaben der Rehabilitationskliniken bewirken eine Verschiebung des Personals von der pflegerischen zur therapeutischen Seite.

Einrichtungen: Vorhanden sein muß eine Ergometrie, besser Spiroergometrie, eine Telemetrie sowie eine Röntgeneinrichtung, mit der auch das Herzvolumen bestimmt werden kann. Der Grad der Myokardinsuffizienz sollte in Zweifelsfällen genauer analysiert werden können (Einschwemmkatheter). Notwendig sind eine Laboreinrichtung, insbesondere für verfeinerte Fettstoffwechseluntersuchungen und Intensivpflegeeinheiten je nach Größe der Rehabilitationsklinik. Einrichtungen für die Bewegungstherapie innerhalb des Hauses (Turnhalle, Schwimmhalle) sollten vorhanden sein. Eine Abteilung für physikalische Therapie für die vielfachen begleitenden Störungen des Herzinfarktes (z. B. Schulter-Arm-Syndrom) ist zweckmäßig. Zur Behandlung von Übergewicht, Fettstoffwechselstörungen und Diabetes ist eine Diätküche zu fordern. Es wird aber auch notwendig sein, den Patienten aktiv an der Zubereitung der Kost zu beteiligen, am besten mit dem Ehepartner (Kochkurse am Wochenende).

Akutkrankenhäuser mit angegliederter Rehabilitationsabteilung dürften bei ihrer Lage in den Städten die geforderten Voraussetzungen einer Rehabilitationsklinik nicht erfüllen. Aus psychologischen Gründen können wir die räumliche Angliederung an ein Akutkrankenhaus nicht empfehlen. Die typische Krankenhausatmosphäre sollte vermieden werden. Neue Erlebnisinhalte durch die Landschaft, durch fröhliche, optimistisch sportliche Behandlung des Therapeuten und durch das Rahmenprogramm können besser außerhalb eines Akutkrankenhauses vermittelt werden. Rehabilitationskliniken sollten allerdings in der Nähe der Akutkrankenhäuser liegen, im Umkreis von höchstens 100 km.

3.3 Rehabilitation am Wohnort

Ein erheblicher Anteil, der in der Rehabilitationsklinik behandelten Infarktpatienten, erreicht bei der Entlassung eine Leistungsfähigkeit von 75 W und mehr für 3 Minuten bei Ergometerbelastung im Sitzen. Diese Belastbarkeit und andere Anforderungen gelten als Mindestbedingungen für den Eintritt in eine Infarktsportgruppe am Wohnort (siehe hierzu Tabelle 14).

Die geeigneten Patienten – nach Berechnungen der Rehabilitationskliniken Wintermoor und Curschmann-Klinik sind das 43 % – werden von diesen Kliniken an die Arbeitsgemeinschaft für kardiologische Praevention und Rehabilitation e. V. unter Beifügung des Schlußberichtes gemeldet. Die Patienten selber werden über die Möglichkeiten der Fortführung der Übungsbehandlung als Unterstützung der Therapie des Hausarztes in der Spezialklinik aufgeklärt, und erhalten dort Anmeldungskarten, sowohl für die Sportgruppe als auch für die Ernährungsberatung.

Tab. 14
Arbeitsgemeinschaft für kardiologische Prävention und Rehabilitation e.V. Hamburg

arbeitsgemeinschaft für kardiologische prävention und rehabilitation e. v., hamburg
Voraussetzungen für die Teilnahme an den Infarktsportgruppen

1. Einverständnis des behandelnden Arztes.

2. Kein Zeichen der Myocardinsuffizienz in Ruhe oder nach Belastung, keine wesentliche röntgenologisch nachweisbare Herzvergrößerung (Röntgen Thorax, Herzfernaufnahme möglichst im Liegen erforderlich). Ausreichender Blutdruckanstieg unter Belastung, kein Blutdruckabfall, Blutdruck muß während der Belastung gemessen werden.

3. Kein Verdacht oder Nachweis eines Herzwandaneurysmas (Ausnahme: mittels Katheter erwiesene hämodynamische Unwirksamkeit des Aneurysmas auch unter Belastung).

4. Belastungsfähigkeit am Fahrradergometer mit 75 Watt ohne stenocardische Beschwerden und ohne ischämische Veränderungen im EKG (stufenweise Belastung 50 und 75 Watt je 3 Minuten ohne Pause).

5. Extrasystolien müssen ausreichend behandelt sein, so daß es auch unter höherer Belastung als 75 Watt nicht mehr zu wesentlichen Extrasystolien (z. B. salvenförmig, polytop, frühzeitig einfallend) kommt.

6. Blutdruck in Ruhe nicht über 200 mm Hg. systolisch, 110 mm Hg. diastolisch, unter Belastung (75 Watt/3 Min.) 250 mm Hg. systolisch, 130 mm Hg. diastolisch.

(Beschlossen auf der Sitzung des wissenschaftlichen Beirates der Arbeitsgemeinschaft am 18. 4. 1974).

Patienten, die nicht durch die Rehabilitationskliniken gegangen sind und in die Sportgruppen am Wohnort gehen möchten, werden in einer eigenen Untersuchungsstation der Arbeitsgemeinschaft (s. 3.10) bezüglich der Voraussetzungen nach Tabelle 14 untersucht. Diese Untersuchungsstelle nimmt auch die Verteilung auf die Sportvereine je nach dem Wohnbezirk vor. Die Patienten erhalten die Einladung schon nicht mehr aus dem ärztlichen Bereich, sondern auf einem Kopfbogen des beteiligten Vereins im entsprechenden Wohnbezirk. (Einladung eines Sportvereines siehe Anlagen.)
Der Kassenarzt hat natürlich weiterhin die entscheidende Rolle bei der medikamentösen Behandlung. Es waren anfangs Zweifel aufgetaucht, ob ihm therapeutische Leistungen durch die Gruppenbetreuung (Sport, Vorträge, Diätberatung) außerhalb der kassenärztlichen Versorgung verringert würden. Wir haben aber die Erfahrung gewonnen, daß diese Betreuung in besonderen Gruppen eher die individuelle Behandlung durch den Kassenarzt stimuliert.

Abbildung 6 zeigt die Verteilung der Vereinssportgruppen im Hamburger Raum. Die anfängliche Planung sah das Verbleiben für nur ein Jahr in den ärztlich geleiteten Vereinssportgruppen vor. Die Probanden sollten dann – als bedingt gesund – in reguläre Sportgruppen ohne ärztliche Aufsicht integriert werden. Unsere Erfahrungen mit dieser Praxis waren negativ. Der Proband möchte in der strafferen Gemeinschaft unter ärztlicher Aufsicht verbleiben. Die meisten der nach einem Jahr in die regulären Sportgruppen Über-

Abb. 6
Verteilung der
Sportgruppen im
Hamburger Raum

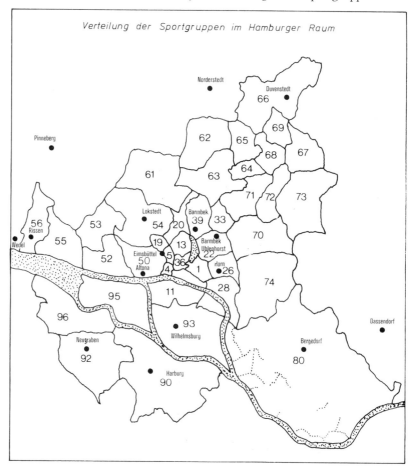

Verteilung der Sportgruppen im Hamburger Raum

führten beteiligten sich nicht mehr lange am Sport und am Beiprogramm. 1973 haben wir die Organisationsform dahingehend geändert, daß ein lebenslanges Verbleiben in der Sportgruppe erfolgen kann. Das erfordert natürlich eine größere Organisation. Der 1976 gültige Organisationsplan ist aus der Abbildung 7 zu ersehen (siehe auch unter Kapitel 4.2.3). Die Behandlungsteile 2 und 3 jetzt zusammengefaßt zu 6 Wochen für Versicherte der Ersatzkrankenkassen/Angestelltenversicherung Berlin).

Übungsprogramm der
Herzinfarkt-
vereinssportgruppe

3.3.1 Übungsprogramm der Herzinfarktvereinssportgruppe

Die Sportstunden finden einmal in der Woche überwiegend am Sonnabendvormittag statt. Einige Gruppen üben auch am Mittwoch- oder am Freitagabend für solche Patienten, die am Wochenende arbeiten müssen. Wir sind uns dabei der Problematik dieser Übungsstunden nach vollem Arbeitstag bewußt, haben aber bisher mit diesen Gruppen keine nachteiligen Erfahrungen. Die Übungsgruppen werden von einem speziell ausgebildeten Sportlehrer geleitet. Ein Arzt der Arbeitsgemeinschaft nimmt sozusagen als mitlaufende Qualitätskontrolle (34, 119) aktiv an der Übungsstunde teil. In jeder Turn-

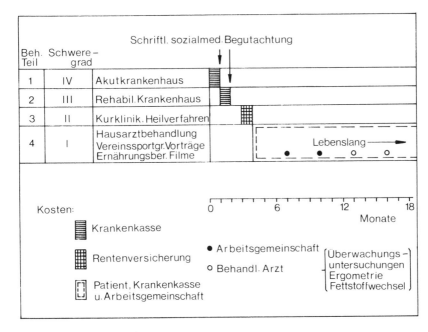

Abb. 7
Organisationsplan für die
Behandlung des
Herzinfarktes
(Hamburger Modell)

halle sind EKG, Atembeutel, Blutdruckapparat, Stethoskop und Medikamente vorhanden. Die Ärzte sind in der Notfallbehandlung (siehe 3.8) unterwiesen. Ein Telefonapparat mit der Nummer des Unfallwagens und des nächsten Krankenhauses ist vorhanden. Eine Kartei mit den Befunden der Rehabilitationskliniken und den Kontrollbefunden der Untersuchungsstation der Arbeitsgemeinschaft befindet sich in der Turnhalle.
Seit Januar 1974, als bei ungewöhnlichen Wetterverhältnissen eine auffällige Häufung von kardialen Komplikationen beim Sport beobachtet wurde (172), schlossen wir mit dem Wetteramt Hamburg eine Vereinbarung über die Möglichkeit zum Abrufen einer medizinmeteorologischen Vorhersage. Diese kann jetzt von den überwachenden Ärzten vor der Sportstunde telefonisch abgerufen werden (siehe Texte Anlage).
Das Übungsprogramm, besonders von Ilker (34, 119, 122) erarbeitet, gliedert sich in 3 Abschnitte. Der erste Teil besteht aus einer langsam sich steigernden dynamischen Bewegung mit Dehn- und Lockerungsübungen, die in ein Laufprogramm übergehen. Verschiedene Abwandlungen, wie Hüpfen, Springen und Ballrollen können eingebaut werden. Das Programm wird immer wieder unterbrochen durch ruhigere Bewegungen. Beckmann hat uns nach Besichtigung der Modellgruppe (11) angeraten, sogenannte kontrollierte Bewegungspausen durchzuführen. In diesen können Spannungs- und Entspan-

nungskontrollen, z. B. durch Aufheben eines Armes oder eines Beines und das anschließende Fallenlassen in Entspannung geschehen. Nach etwa 20 Minuten wird im Anschluß an eine Dauerleistung der Puls vom Patienten selbst kontrolliert. Das Pulsmessen geschah anfänglich sofort nach einer Dauerbelastung bei der stehenden Gruppe. Inzwischen gehen wir dabei langsam weiter, um orthostatische Kollapse zu vermeiden. Die Pulsfrequenz soll um den von Hollmann angegebenen Wert von 180 minus Lebensalter liegen. In unseren Gruppen liegen die Pulsfrequenzen im Durchschnitt zwischen 120–140 Min. nach Dauerbelastung. Der betreuende Arzt hat neue Teilnehmer zu überprüfen. Stichprobenartig wird dabei der Blutdruck gemessen.

Im zweiten Teil der Stunde wird mit einfachen Handgeräten geübt (Keule, Stab, Seil, Gymnastikball, Medizinball). Auch Bodengymnastik wird durchgeführt; alle Gelenke werden beteiligt. Nach Dauerbelastungen wird immer wieder der Puls kontrolliert. Probanden mit überschießenden Pulswerten, Dyspnoe oder pectanginösen Beschwerden machen kurze Pausen. Schnell lernt jeder seine individuelle Belastbarkeit. Immer wieder muß vom Arzt darauf hingewiesen werden, daß jeglicher Ehrgeiz, eine Übung besonders gut und intensiv auszuführen, fehl am Platze ist. Übungen mit Preßatmung sind zu vermeiden. Vielfach werden die einzelnen Sportarten mit Atemübungen kombiniert.

Die Sportstunde klingt in den letzten 20 Minuten aus mit einem Spielbetrieb (Prellball, Volleyball, Faustball, Indiaca). Natürlich entsteht hierbei ein gewisser Wettkampfcharakter, der aber nicht besonders ernst genommen werden soll. Es überwiegt die Freude am Spiel. Zum Abschluß erfolgt wieder eine Dauerbelastung mit Laufrunden, möglichst in frischer Luft. Versuche, in gewissen Abständen mit einem für unsere Zwecke konzipierten Circel-Training den Leistungszuwachs zu messen und dem Probanden bewußt zu machen, werfen eine Reihe von Problemen im somatischen und psychologischen Bereich auf. Eine befriedigende Lösung haben wir noch nicht gefunden. Ein gemeinsames Duschen sollte die Stunde beenden (siehe Tabelle 15 und 16 der Trainingsprogramme in Wien und Hamburg).

Tab. 15 Übungsprogramm der Vereinssportstunde (nach Ilker)	Übungsprogramm der Vereinssportstunde
	20 Minuten Laufprogramm – Pulskontrolle –
	20 Minuten Handgeräte – Pulskontrolle –
	20–50 Minuten Ballspiele – Abschlußlauf – Gruppengespräch

Da eine wöchentliche Trainingsstunde keinen genügenden Kreislaufeffekt ergibt (189), muß mindestens noch zweimal wöchentlich ein häusliches Trainingsprogramm absolviert werden (111, 114). Geeignet hierfür sind besonders Laufen, Schwimmen und Radfahren. Die besondere Bedeutung des Schwimmprogrammes für körperlich Behinderte ist hervorzuheben, auch als Ausweichsport bei Verletzungen des Bandapparates und der Muskeln. Möglich sind auch Belastungen auf Heimtrainern und Rudergeräten. Erfahrungsgemäß sind aber solche Geräte nicht lange im Gebrauch, da der Erlebnisinhalt gering ist. Beckmann hat das Ergometertraining einmal als „Wattverblödung" bezeichnet (12). Die Umsetzung der Kreislaufmeßwerte der Rehabilitationskliniken – in denen wir das Ergometertraining für sinnvoll halten – in Bewegungsabläufe ohne Geräte muß ermöglicht werden. Es ist auch ökonomisch nicht darstellbar, wenn jedem Infarktpatienten auf Kosten der Krankenversicherung ein Heimtrainer für schlechtes Wetter und ein Fahrrad mit Dreiganggetriebe für gutes Wetter verordnet wird, wie es von einer großen Rehabilitationsklinik geschehen ist. Vertrauensärztlich lehnen wir, wie auch Kohlhausen (145), die Kostenübernahme durch die Krankenkasse ab.

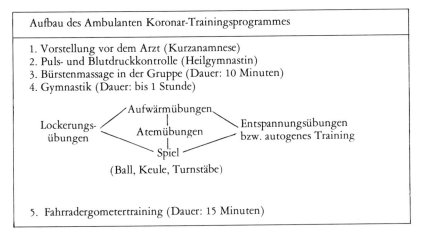

Aufbau des Ambulanten Koronar-Trainingsprogrammes

1. Vorstellung vor dem Arzt (Kurzanamnese)
2. Puls- und Blutdruckkontrolle (Heilgymnastin)
3. Bürstenmassage in der Gruppe (Dauer: 10 Minuten)
4. Gymnastik (Dauer: bis 1 Stunde)

Lockerungsübungen — Aufwärmübungen — Atemübungen — Spiel — Entspannungsübungen bzw. autogenes Training
(Ball, Keule, Turnstäbe)

5. Fahrradergometertraining (Dauer: 15 Minuten)

Tab. 16
Aufbau des Ambulanten
Koronar-Trainings-
programmes
(nach Kubicek)

Die Länge einer Ausdauerübung sollte nicht unter 10 Minuten betragen. Übung, Dauer und Pulszahl werden im Protokoll nach Weidener* (266) vom Probanden selbst eingetragen. Im Hinblick auf das Risiko der Infarktpersönlichkeit (42) mit ihrem übermäßigen Ehrgeiz stehen wir dem Erwerb von Sportabzeichen sehr skeptisch gegenüber (106), obwohl einige Probanden unserer Sportgruppen aus eigenem Antrieb gut auftrainiert ein Jahr nach Infarkt die Bedingungen ohne Mühe erreichten.

Häusliches Trainingsprogramm	
1. Laufen 3000 bis 5000 m	4. Wanderrudern
2. Schwimmen 800 bis 1000 m	5. Skilanglauf
3. Radfahren 10 bis 20 km	6. Heimtrainer

Tab. 17
Häusliches
Trainingsprogramm
(nach Ilker)

3.3.2 Kostenfragen der Rehabilitation am Wohnort

Grundsätzlich kann kein Zweifel daran bestehen, daß die Sozialversicherung, welche den ökonomischen Nutzen dieser Nachbetreuung hat, für die Kosten aufkommen muß. Wir konnten nachweisen, daß Patienten, die eine Rehabilitation im Hamburger Organisationsmodell erhielten, deutlich eher arbeitsfähig wurden, als in einer Vergleichsgruppe mit der früheren Zufallsrehabili-

Kostenfragen der
Rehabilitation am
Wohnort

---

* Protokoll für Haustraining siehe Anlage.

tation* (157, 162). Die Erfahrungen unseres Modells bezüglich der entstandenen Kosten (163) wurden für das Jahr 1973 angegegeben (siehe Tabelle 18).

Medizinische Industrie	120 000,– DM
Von Patient geleistete Vereinsbeiträge an den jeweiligen Sportverein	43 000,– DM
Spende der Ärzte durch ehrenamtliche Überwachung der Sportstunden	28 000,– DM
LVA Hamburg	5 000,– DM
Insgesamt	196 000 DM
Bei 300 Probanden beträgt die Kostensumme pro Sportstunde 12,60 DM	

Nach dem Gesetz der Angleichung der Leistungen in der Rehabilitation ist die Sozialversicherung ab 1. 10. 1974 für diese Kosten heranzuziehen. Welche Sparte der Sozialversicherung (Krankenversicherung oder Rentenversicherung) die Kosten übernimmt oder ob diese Versicherungen untereinander Kostenteilungsvereinbarungen schließen, ist noch nicht geklärt. In der Begründung für die neuen Paragraphen der RVO bezüglich „Behindertensport in Gruppen unter ärztlicher Betreuung" wird ausgesagt, daß diese wichtige Eingliederungshilfe aus dem engeren Anwendungsbereich der medizinischen Leistungen herausgenommen wurde. Das deckt sich mit unserer Meinung in der Begründung der Organisationsform in Zusammenarbeit mit Sportvereinen. Weiter wird hier ausgeführt, daß bei der Ausgestaltung dieser Rehabilitationsleistung zunächst die weitere Entwicklung in der Bundesrepublik abgewartet werden soll. Man wartet also auf das Ergebnis der laufenden Modelle. Unser Modell ist der Bundesregierung bekannt.

In den angegebenen Kosten sind Investition und Betriebskosten enthalten. Die Investitionen werden im Laufe der Jahre geringer. Kosten für die Untersuchungsstation (siehe auch 3.3.5) könnten evtl. entfallen bei Integrierung einer genormten Befunderhebung in die internistische Kassenpraxis. Die Kosten für eine ärztliche Überwachungsstunde, die meistens einen Zeitraum von 2 Stunden umfaßt, wurde von uns mit 50,– DM festgelegt. In der Rechnung sind die Kosten für regelmäßige Sitzungen des Vorstandes und des wissenschaftlichen Beirates der Arbeitsgemeinschaft nicht enthalten, in der Rechnung sind auch die von der Nahrungsmittelindustrie durchgeführten Ernährungsberatungen nicht berücksichtigt. Es sind auch nicht die Kosten für ärztliche Vorträge über Risikofaktoren und die Herstellungskosten für neuerdings produzierte Fernsehkassettenfilme in dieser Berechnung vorhanden.

3.3.3 Ausbildung der Sportlehrer und Ärzte
Die Erkenntnisse der Rehabilitationskliniken Wintermoor und Timmendorfer Strand bei der Frührehabilitation waren für uns erste Richtschnur. Sport-

---

* Siehe auch Kapitel 5

lehrer und Ärzte der ersten Gruppen haben dort Erfahrungen für das weitergeführte Übungsprogramm am Wohnort gesammelt. Später wurden Sportlehrer und überwachende Ärzte in unseren Modellgruppen ausgebildet. Von den beteiligten Ärzten verlangen wir sportmedizinische, theoretische und praktische Kenntnisse. Außerdem sind psychologische Erfahrungen über die Infarktpersönlichkeit notwendig. Kardiale Notfallsituationen müssen beherrscht werden können. Wir sehen aber keinen Gegengrund, daß nicht auch Allgemeinärzte oder Ärzte anderer Fachrichtungen diese Leitung übernehmen könnten. Der ärztliche Gruppenleiter ist verantwortlich für das Sportprogramm, bei zu scharfem Tempo muß er eingreifen, es muß immer wieder betont werden, daß jeder die Übung nur soweit mitmachen sollte, wie er es sich ohne Beschwerden zutrauen kann. Vor Ehrgeiz muß gewarnt werden. Da der mitturnende und überwachende Arzt auch beim Sport Therapeut ist, sollte er sich bei seiner Haftpflichtversicherung für diese Tätigkeit versichern lassen. Das kostet bei schon bestehendem Vertrag keine zusätzliche Prämie. Bei Komplikationen sind die Krankenversicherungen voll eingetreten. Eine persönliche Haftpflicht käme nur in Frage, wenn dem Arzt ein direktes Verschulden nachgewiesen werden könnte. Der beste Schutz ist die spezielle Ausbildung und Weiterbildung der Ärzte und Sportlehrer, die von unserer Arbeitsgemeinschaft regelmäßig betrieben wird. Hierbei erfolgen Aussprachen über Theorie und Praxis des Sportprogramms sowie über aufgetretene kardiale Komplikationen. Praktische Übungen in der Reanimation werden durchgeführt. Bei größerer Verbreitung der Sportgruppen zur Rehabilitation am Wohnort sollte man die Ausbildung in Seminaren an einer Stelle zusammenfassen. (Programm einer Fortbildungsveranstaltung siehe Anlage.)

3.3.4 Vorträge, Diskussionen, Ernährungsberatung

Die Motivation auf eine gesundheitsbewußte Lebensweise ist ein entscheidender Faktor in der Herzinfarktrehabilitation (187). Das angebotene Sportprogramm am Wohnort ist dazu ein Kristallisationspunkt. Sportliches Verhalten ist in Vielem schon identisch mit gesunder Lebensweise. Manche Fragen in diesem Zusammenhang werden von den Probanden an den überwachenden Arzt gestellt. Die Autoritätsbarriere Arzt – Patient ist durch das Mitturnen und nach unserer Beobachtung noch mehr durch das Mitduschen, das An- und Auskleiden im Mannschaftsraum der Sporthalle beseitigt. So entwickelt sich zwangsläufig im Anschluß an die Sportstunden eine Diskussion, der unsere ärztlichen Gruppenleiter nicht ausweichen.
Auf immer wieder von Infarktpatienten angeschnittene Fragen, wie z. B. Risikofaktoren, berufliche Belastung, Einteilung des Tages, Urlaubsplanung, Intimleben, Autofahren, Flugreisen, hat besonders Halhuber hingewiesen (87, 90, 92, 95). Ärztliche Vorträge bei anfangs noch wenigen Sportgruppen etwa alle vier Wochen gehalten, ließen sich später nicht realisieren. Es werden daher jetzt von der Arbeitsgemeinschaft selbst hergestellte Lehrfilme von 15–20 Min. Dauer (Fernsehkassetten) in regelmäßigen Abständen in den Gruppen gezeigt. Ein tragbarer Fernsehapparat mit entsprechendem Zusatzgerät kann notfalls in einer Ecke der Sporthalle aufgestellt werden. Die ersten drei Filme mit den Themen „Das häusliche Übungsprogramm – Ausschaltung der Risikofaktoren – Sozialversicherungsfragen (wann arbeitsfähig, Um-

schulung, Rente, Anerkennung als Schwerbeschädigter)" sind fertiggestellt. Weitere Filme mit den Themen „Notwendigkeit der hausärztlichen Überwachung und Behandlung – Entstehung des Herzinfarktes – Was ist Streß?" sind in Planung.

Eine sehr wichtige Funktion in unserem Programm nimmt die Ernährungsberatung ein. Zwei Firmen der Lebensmittelindustrie stellten unseren Probanden Ernährungsberaterinnen zur Verfügung. Die Motivation hierzu erfolgt, wie für die Sportgruppe, bereits in der Rehabilitationsklinik, dort werden Anmeldekarten ausgegeben. Nach Anmeldung des Probanden wird mit ihm persönlicher Kontakt aufgenommen. Er wird mit der Ehefrau, da diese in erster Linie für die Kostumstellung verantwortlich sein wird, eingeladen. Bei Teilnahme beider Eheleute ist die Motivation auf andere Kost nach unserer Erfahrung leichter zu erreichen. Die Beratungen werden als Gruppenschulungen durchgeführt. Die Diskussionen in der Gruppe mit gegenseitiger Beeinflussung und ein gewisser Wetteifer wirken stimulierend. Diese Erfahrungen haben die für unsere Probanden tätigen Ernährungsberaterinnen gemacht (37). Ein Kursus erstreckt sich über 9 Wochen (wöchentlich 2 Stunden). Die Teilnehmerzahl beträgt 20–25 Personen. Am Anfang der Schulung steht ein ärztliches Gepräch mit Einführung über Sinn und Zweck der Nachbetreuung im „Hamburger Modell" mit besonderer Berücksichtigung des Ernährungsverhaltens. Es wird dann eine allgemeine Ernährungslehre als Basiswissen gebracht, die möglichst einfach und praxisnah dargeboten werden muß, chemische Formeln sind nicht angebracht. Hierauf aufbauend können erst spezielle Kostformen besprochen werden. Extreme Diäten werden selten befolgt, Kostformen, die für die ganze Familie akzeptabel sind, kann man leichter einführen. Es folgen in weiteren Stunden praktische küchentechnische und warenkundliche Ratschläge. Differenzierungen nach der Art der Fettstoffwechselstörungen können dann erfolgen. Angaben über die Art der Fettstoffwechselstörung (nach Frederikson) liegen als Ergebnis erhobener Befunde unserer Untersuchungsstation vor. Die Ziele der Kostumstellung sind in Tabelle 19 aufgestellt.

Tab. 19 (nach Brand)

Die Ziele der Kostumstellung sollen mit folgenden Maßnahmen erreicht werden:
1. Reduktion der Gesamtfettmenge durch Reduktion des versteckten Fettverzehrs um ca. 50 %.
2. Austausch reiner tierischer Fette durch Verwendung von Margarine mit einem hohen Gehalt an mehrfach ungesättigten Fettsäuren als Brotaufstrich und Verwendung eines Öles mit einem hohen Gehalt an mehrfach ungesättigten Fettsäuren zur Speisenzubereitung.
3. Einschränkung stark cholesterinhaltiger Nahrungsmittel.
4. Einschränkung einfachen Zuckers.

Der Lernerfolg wird von Zeit zu Zeit mit Fragebögen, deren Ergebnisse in der Gruppe diskutiert werden, überprüft. Am Ende der Gruppenschulung wird von den Ehefrauen ein gemeinsames erarbeitetes Menü hergestellt. Die Ehemänner werden zum Essen eingeladen. Es wäre ideal, wenn dieser Kursus jährlich für alle Probanden wiederholt würde. Wir stoßen hier, wie bei allen Maßnahmen der Rehabilitation, immer wieder auf die Motivation als eines der wichtigsten Probleme. Außerdem sind Fragen der Organisation und der Finanzierung zu berücksichtigen.

3.3.5 Aufgaben der Untersuchungsstation

Die Untersuchungsstelle der Arbeitsgemeinschaft ist mit einem Arzt und einer Krankenschwester besetzt. Regelmäßige Nachuntersuchungen der in den Sportgruppen übenden Probanden werden hier durchgeführt. Das dient den Zwecken, Hinweise für die individuelle Belastbarkeit in der Sportstunde zu erhalten, die Wirksamkeit der Übungstherapie und der anderen Maßnahmen, besonders der Ernährungsberatung, zu kontrollieren sowie wissenschaftliche Aussagen zu erarbeiten. Patienten, die nicht von den Rehabilitationskliniken gemeldet wurden und in die Sportgruppen eintreten wollen, werden nach den Bedingungen der Tabelle 14 voruntersucht. Das Programm der Untersuchungsstation umfaßt folgende Leistungen: Anamnese, körperliche Untersuchung, Blutuntersuchung (Blutsenkung, Cholesterin, Triglyceride, SGOT, LDH, Harnsäure und falls zur Differenzierung notwendig, Lipoid-Elektrophorese). EKG mit Standard- und Wilsonableitungen bei stufenweiser Ergometerbelastung, dabei laufende Blutdruck- und Herzfrequenzmessungen sowie Beobachtung der EKG-Kurve im Monitor. (Genauer Untersuchungshergang und Abbruchbedingungen siehe in der Anlage.) Ein Defibrillator und ein aufsetzbarer Schrittmacher sind wegen der Möglichkeit kardialer Komplikationen vorhanden. Die erhobenen Befunde werden den behandelnden Ärzten und den ärztlichen Leitern der Sportgruppen übermittelt. Weitere Aufgaben der Untersuchungsstation sind die Verteilung der Probanden auf die einzelnen Sportgruppen, Statistik und gewünschte Beratung von Probanden, die am Sportprogramm am Wohnort teilnehmen möchten.

An die Untersuchungsstation sind in 4 Jahren 1365 Patienten zur Teilnahme an den Sportgruppen am Wohnort von den Rehabilitationskliniken gemeldet worden. 430 = 30 % traten in diese Gruppe ein. Weitere 224 Patienten, die sich selber meldeten, traten nach der Eignungsuntersuchung in die Sportgruppen ein. 131 Patienten, die den Wunsch zum Eintritt hatten, wurde aufgrund des Untersuchungsergebnisses abgeraten. Mit den Eingangs- und Nachuntersuchungen wurden 2005 Ergometrieuntersuchungen durchgeführt.

Kapitel 4

Auswirkungen organisierter Herzinfarktrehabilitation und
Komplikationen in den Sportgruppen am Wohnort

4.1 Vorbemerkungen zur Gültigkeit der Auswirkungen

Regelmäßiger Ausdauersport kann dem physiologischen Nachlassen körperlicher Leistungsfähigkeit ab dem 30. Lebensjahr entgegenwirken. Das kardiopulmonale System kann durch Training auf einer besseren Leistungsstufe gehalten werden. Nach den sportmedizinischen Erkenntnissen (58, 113, 170, 228, 238) und den Erfahrungen der Ernährungswissenschaft (45, 68, 102, 219) ist durch Änderung der Lebensweise eine Ökonomisierung des Herz-Kreislauf-Systems sowie die Reduzierung einer Reihe von Risikofaktoren für die koronare Herzkrankheit möglich. Streng durchgehaltene Diät soll nach Heyden (103, 104) die Infarkthäufigkeit reduzieren.

Bei den vielen sich kombinierenden Risikofaktoren ist es schwierig, den exakten Nachweis der Wirksamkeit bei Behandlung eines einzelnen Risikofaktors zu belegen. Hinzu kommt die Schwierigkeit, daß die wechselnde Motivation der Probanden, abhängig von den Lebens- und Arbeitssituationen, große Unsicherheit in die Ergebnisse bringt. So ist z. B. nicht exakt nachweisbar, ob die angeratenen Ausdauerübungen der Sportgruppenteilnehmer über das einmal wöchentlich ärztlich kontrollierte Bewegungstraining hinaus wirklich wie vorgeschrieben noch dreimal wöchentlich im Hause durchgeführt werden. Es ist nicht zu kontrollieren, ob eine vorgeschlagene Kostform auf Dauer eingehalten wird (204, 205) und ob die Angabe des Nichtrauchens glaubhaft ist. Man kann andererseits nicht behaupten, daß diejenigen Patienten, welche nicht in die Sportgruppen am Wohnort eingetreten sind und dort keinen überwachten Sport, keine Ernährungsberatung bekommen, nicht doch für sich entsprechende Bewegungsübungen durchführen und eine Diät einhalten. Auch für diese Probanden ist eine Motivation in der Akutklinik, besonders aber in der Rehabilitationsklinik erfolgt.

In Einzelfällen wurde uns vom Patienten glaubhaft geschildert, daß eine gesunde Lebensweise mit Diät und Sport in der Familie erfolgt. Die Gruppenbildung (z. B. gleiche Infarktlokalisation und -ausdehnung, ein Risikofaktor, gleiches Alter, gleicher Beruf, gleiche Ernährungsweise) ist nicht exakt möglich, wie auch die Erstellung einer entsprechenden Vergleichsgruppe mit anderen zu definierenden Faktoren. Auch aus humanitären Gründen ist es nach dem Erkenntnisstand über die Behandlungsmöglichkeiten der Risikofaktoren und der kardialen Komplikationen nicht angängig, absichtlich Vergleichsgruppen ohne entsprechende Therapie zu bilden (randomisierte Untersuchungen). Es bleibt nur die Möglichkeit, Gruppen mit mehreren ähnlichen Faktoren zusammenzustellen. Die Größe der Zahl und Langzeitbeobachtung mögen eine entsprechende Signifikanz ergeben. Die bisher erhaltenen Werte können nur Trends angeben, wenn man streng wissenschaftliche Versuchsbedingungen nicht einhalten kann. Es bleibt nur die formative Evaluation, d. h. ein schrittweises Vorgehen aus gewonnenen Erfahrungen in definierten Gruppen.

4.2 Ergebnisse der Überwachung des Herz-Kreislauf-Systems während des Infarktsports

Nach den Bedingungen der Hamburger Arbeitsgemeinschaft für kardiologische Prävention und Rehabilitation ist als Voraussetzung für den Eintritt in die Sportgruppe am Wohnort eine Leistung von 75 Watt auf dem Fahrradergometer im Sitzen ohne wesentliche Beschwerden, ohne zunehmende ST-Veränderungen im EKG, sowie ohne wesentliche Rhythmusstörungen erforderlich (siehe Tabelle 14). Die Pulsfrequenzen bei Belastungen von 75 Watt liegen nach Untersuchungen unseres Arbeitskreises bei Infarktpatienten zwischen 100 und 120/min. Diese sind medikamentenabhängig (Ganglienblokker, Digitalis, Antiarhythmica) sowie symptomlimitiert (Auftreten pektanginöser Beschwerden) und abhängig vom Trainingszustand (241). Nach Untersuchungen von Jungmann (98) ist auch der psychische Einfluß bei kör-

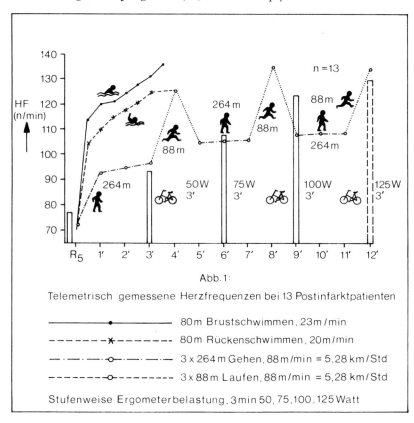

Abb. 8
Brust- und
Rückenschwimmen,
Gehen und Laufen
(Stein*)

Abb. 1:

Telemetrisch gemessene Herzfrequenzen bei 13 Postinfarktpatienten

———●——— 80 m Brustschwimmen, 23 m/min

– – –×– – – 80 m Rückenschwimmen, 20 m/min

—·—○—·— 3 × 264 m Gehen, 88 m/min = 5,28 km/Std

– – –○– – – 3 × 88 m Laufen, 88 m/min = 5,28 km/Std

Stufenweise Ergometerbelastung, 3 min 50, 75, 100, 125 Watt

perlicher Belastung zu berücksichtigen. Beim Sport von herzgesunden Sportlern und Infarktpatienten wurden signifikant höhere Pulsfrequenzen gemessen als bei stufenweiser Ergometriebelastung bis zur Erschöpfung. Für die

---

* Die Abbildungen wurden uns freundlicherweise von G. Stein, der zu unserem Arbeitskreis gehört, zur Verfügung gestellt.

Sportstunde am Wohnort und für das Hausprogramm des Probanden besteht nur die Möglichkeit die Pulsfrequenz als Überwachungsmethode zu wählen, wenn man die Bewegungstherapie auf größere Gruppen zur Anwendung bringen will. Es war daher notwendig, die ergometrischen Belastungswerte (Wattzahl) mit entsprechender Pulsfrequenz auf die einzelnen Übungen im Sportprogramm zu übertragen, um einerseits möglichst wirkungsvolle Übungen zu finden und andererseits zu hohe Belastungen zu vermeiden. Überraschend zeigte sich, daß die Herzfrequenzen beim Schwimmen, Gehen und Laufen höher lagen als erwartet (Stein 241). Siehe hierzu Abbildung 8.

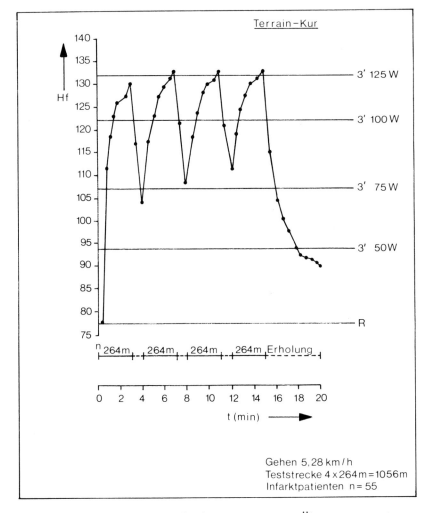

Abb. 9
Terrain-Kur (Stein)

Die von uns als wenig kreislaufwirksam angesehenen Übungen (z. B. längeres Gehen) entsprachen nach der Pulsfrequenz einer Ergometerbelastung zwischen 100 und 125 Watt (siehe Abbildung 9).

Laufen entspricht nach der Untersuchung von Stein auf einer Teststrecke von 264 m nach der Pulsfrequenz Belastungen, die deutlich über 125 Watt liegen (siehe Abbildung 10).

Bei der Ergometrie fand Stein (242) bei 13 in dieser Weise ausgetesteten Probanden keine Extrasystolen, bei den Bewegungsübungen, besonders beim Schwimmen und Laufen traten aber bei 4 Patienten Rhythmusstörungen auf.

Abb. 10
Terrain-Kur (Stein)

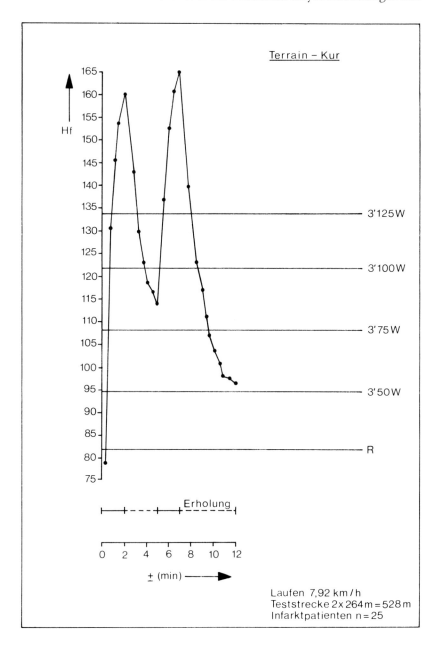

Die aus diesen Ergebnissen abgeleiteten Forderungen der telemetrischen Überwachung mindestens während der Frührehabilitation des Herzinfarktes möchten wir unbedingt unterstützen. Für die Weiterbehandlung in Sportvereinen am Wohnort unter ärztlicher Überwachung ist das nicht realisierbar.

Wenn überhaupt an eine instrumentelle Überwachung gedacht wird, kommt nur ein einfaches Gerät zur Kontrolle der Herzfrequenz und des Herzrhythmus in Frage. Stocksmeier hat ein solches Gerät, ein Klein-EKG, welches die

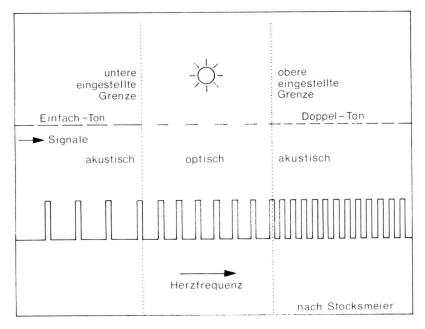

Abb. 11
Signalschema des
Cardiomed

Potentiale mit 3 Brustwandelektroden abnimmt und vom Patienten mit einem elastischen Gürtel getragen wird, getestet (244). Das Gerät sendet akustische und optische Signale (siehe Abbildung 11, Signalschema). Bei leichten körperlichen Beanspruchungen, wie z. B. Ergometertraining ohne wesentliche Bewegung des Oberkörpers, registriert das Gerät ohne wesentliche Störungen. Je mehr Intervall- und Ausdauertraining vorkommt, um so mehr steigt die Anfälligkeit des Gerätes.

Wir haben 1974 für ein halbes Jahr 5 Geräte getestet. Die positiven Ergebnisse waren: Eine gewisse Sicherheit und Beruhigung der Probanden durch die Möglichkeit der Überwachung der ansteigenden Pulsfrequenz nach Belastung, damit Möglichkeit der Unterbrechung einer Übung ab einer bestimmten ärztlich vorgegebenen Frequenzgrenze. Der Proband kann das in der Sportgruppe angeratene und in der Herzfrequenz vorgegebene Hausprogramm mit diesem Gerät selber kontrollieren. Der Proband kann nach einiger Übung feststellen, ob sein Herz regelmäßig schlägt, er kann bei Unregelmäßigkeiten das Sportprogramm sofort unterbrechen. Negative Faktoren bei der Testung: Bei stärkerer Bewegung des Probanden (z. B. Laufen, Springen, Hüpfen, Seilspringen) entstehen reichliche Nebengeräusche, wodurch der Rhythmus nicht mehr exakt feststellbar ist. Man kann in einer Sportgruppe wegen der akustischen Signale (Pieptöne) nur einen Probanden mit dem Gerät versorgen. Die Lichtanzeigen mit einer roten Birne, welche die Herzfrequenz anzeigt und eventuell Herzunregelmäßigkeiten erkennen läßt, ist bei

Abb. 12
Mittelwerte und
Streuungen der
Herzschlagfrequenz bei
verschiedenen Übungen
und bei vergleichbarer
Ergometerbelastung
(nach Ilker und Seevers)

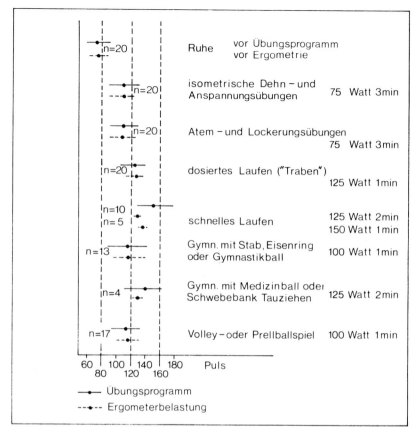

n=20	Ruhe	vor Übungsprogramm vor Ergometrie
n=20	isometrische Dehn – und Anspannungsübungen	75 Watt 3min
n=20	Atem – und Lockerungsübungen	75 Watt 3min
n=20	dosiertes Laufen ("Traben")	125 Watt 1min
n=10 / n=5	schnelles Laufen	125 Watt 2min / 150 Watt 1min
n=13	Gymn. mit Stab, Eisenring oder Gymnastikball	100 Watt 1min
n=4	Gymn. mit Medizinball oder Schwebebank Tauziehen	125 Watt 2min
n=17	Volley – oder Prellballspiel	100 Watt 1min

60   100   140   180   Puls
  80   120   160

•—• Übungsprogramm
•--•-- Ergometerbelastung

hellem Tageslicht nicht zu sehen. Das Gerät kann bei Frauen nur mit erheblichen Einschränkungen verwendet werden.[*]

Die Belastungsfrequenzen wurden in einer Sportgruppe der Hamburger Arbeitsgemeinschaft von Ilker und Seevers[**] (36) bei 18 Infarktrehabilitanden im Alter von 40–69 Jahren mit telemetrischer EKG-Aufzeichnung während des von uns festgelegten typischen Sportprogrammes aufgenommen. Es sollte die Herzschlagfrequenz während einzelner Übungen mit der Pulsfrequenz bei standardisierter Ergometerbelastung verglichen werden. Dabei zeigt sich, daß schon bei den isometrischen Dehn- und Lockerungsübungen mittlere Pulsfrequenzen um 110 entsprechend einer Ergometerbelastung von 75 Watt 3 Min. auftreten (siehe Abbildung 12).

Dosiertes Traben bringt Durchschnittsfrequenzen von 130/Min., vergleichbar 125 Watt 3 Min. Geräte, Gymnastik und Ballspielen erbringen eine Belastung zwischen 75 und 100 Watt. Das typische Belastungsprofil mit den frequenzwirksamen Übungen ist aus der Abbildung 13 zu ersehen.

---

[*] Ein verbessertes Gerät wird seit April 1976 in einer Vereinssportgruppe getestet.
[**] Inauguraldissertation H. H. Seevers, Hamburg 1975

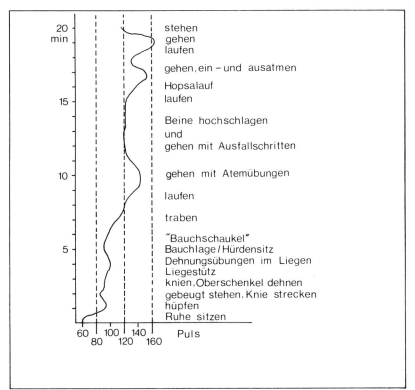

Abb. 13
Pulsfrequenzprofil eines
49jährigen
Rehabilitanden
(PatHDK) mit
Koronarinsuffizienz
während des ersten
Abschnitts des
Übungsprogramms
(nach Ilker und Seevers)

Die langsame Steigerung des Programmes ist hier ideal gelungen. Nach 10 Minuten liegen die Frequenzen zwischen 110 und 140/Min.

4.3 Anforderung an die Überwachung des Herz-Kreislauf-Systems in stationärer Einrichtung

Bisher erfolgen regelmäßige Nachuntersuchungen in einer eigenen Einrichtung der Arbeitsgemeinschaft (siehe Kapitel 3.3.5). Im System der medizinischen Leistungen der Bundesrepublik Deutschland ist die Betreuung am Wohnort außerhalb der Kliniken Aufgabe der Kassenärzte, somit muß bei der Durchorganisation der Herzinfarktrehabilitation bis an den Wohnort dieser Struktur Rechnung getragen werden. Auch bei fachübergreifenden Gemeinschaftspraxen, die ja einem Ambulatorium nicht unähnlich sein werden, ändert sich am System nur wenig. Der niedergelassene Arzt, häufig der betreuende Arzt der Sportgruppe am Wohnort, braucht einfache, nicht zeitaufwendige Meßmethoden. Die Notwendigkeit für regelmäßige Nachuntersuchungen bei Infarkten besteht zur Sicherung der Effizienz der Behandlung, zur Feststellung von Verschlechterungen oder Komplikationen, damit zur Entscheidung über die Herausnahme aus dem Sportprogramm. Für Blutuntersuchungen ist das nicht problematisch, Ergometeruntersuchungen sind aufwendiger. Wir meinen, daß in der Kassenpraxis/Gemeinschaftspraxis auch die stufenweise Ergometerbelastung je 3 Min. beginnend mit 50 Watt und gesteigert mit je 25 Watt bis zu den Abbruchkriterien möglich sein sollte (Abbruchkriterien in der Anlage). Der Zeitaufwand beträgt dann im Durchschnitt beim Abbruch bei 125 Watt und Messung eines weiteren Wertes nach 3 Minuten Ruhe für den überwachenden Arzt. Die Anwesenheit des Arztes bei der Ergometerbelastung von organisch herzkranken Patienten ist unbedingt erforderlich. Bei Herzgesunden kann eine geübte Hilfskraft die Untersuchungen vornehmen, der Arzt muß aber in der Nähe sein. Bewährt hat sich die Kontrolle durch einen Monitor, der vom Arzt bei anderen Tätigkeiten im Auge behalten wird (Sichtgerät auf dem Schreibtisch). Nach Meinung von König* muß für mögliche Komplikationen ein Defibrillator bei jeder Ergometrieeinrichtung vorhanden sein. Wenn man den Untersuchungen von Stein (242) folgt, wonach bei der Ergometrie weniger Arrhythmien auftreten als im Sportprogramm, müßte man folgerichtig auch in jeder Sportgruppe am Wohnort einen Defibrillator in erreichbarer Nähe haben (Gefahr des Überganges in Kammerflimmern). Ernsthafte Komplikationen traten in unserer Untersuchungsstation in einem Zeitraum von $4^1/_2$ Jahren bei 1480 diagnostischen Ergometrieuntersuchungen nicht auf. Lediglich dreimal kam es zu Kollapssituationen, einmal unmittelbar nach der Belastung, einmal 10 Minuten nach Ende der Belastung und einmal schon vor der Belastung beim Anlegen der Elektroden. Nach persönlicher Mitteilung von Stein (Curschmann-Klinik) ist es dort bei über 5000 Ergometrien von Herzinfarkten in der Frührehabilitation zu einem tödlichen Zwischenfall gekommen. Bei Halhuber sind nach persönlicher Mitteilung bei 32 000 Ergometrien von Herzinfarkten in der Klinik Höhenried keine Todesfälle aufgetreten, im Haus Lauterbacher Mühle bei 6000 Ergometrien ein Todesfall.

4.4 Auswirkungen durch Verbesserung der Organisation

Die große Zahl der immer noch zunehmenden Herzinfarkte in den Industrieländern verlangt eine Strategie zur organisatorischen Bekämpfung dieser Seuche. Die kooperative Überwindung der historischen Trennung der Behandlergruppen (Akutkrankenhaus, Rehabilitationsklinik, ambulante Behandlung), als auch die Überwindung der Schranken zwischen den verschiedenen Kostenträgern, ist uns gelungen. Der Organisationsplan im „Hamburger Modell" (siehe Abbildung 7) ist bereits ein sozialmedizinisches Ergebnis. Die Zusammenarbeit verschiedener Institutionen in der institutionsneutralen Arbeitsgemeinschaft schränkt Wartezeiten auf Gesundheitsleistungen stärker ein. Die planmäßige Rehabilitation ist damit ökonomischer und effizienter

---

* Persönliche Mitteilung während der Arbeitstagung der Arbeitsgemeinschaft für Recondition, Gais/Schweiz, März 1973

als die Zufallsrehabilitation, sie erspart dem Patienten und seiner Familie den sozialen Abstieg und der Gesellschaft erhebliche Kosten. Unsere Organisation dient der schnelleren Wiederherstellung und besseren Wiedereingliederung in die Gesellschaft (siehe Kapitel 5.4) und ist außerdem sparsamer für die Krankenkassen durch Verkürzung der Verweildauer im Akutkrankenhaus sowie Einsparung von Krankengeldleistungen durch frühere Arbeitsfähigkeit (siehe Abbildung 20). Für die Rentenversicherung resultiert hieraus die Reduzierung von Renten (211).

„Hamburger Modell" Fall 1		
Kaufmännische Angestellte, 50 Jahre Akutklinik	21 Tage =	3 423,– DM
Reha-Klinik	30 Tage =	3 390,– DM
Heilverfahren	30 Tage =	3 390,– DM
Lohnfortzahlung	42 Tage =	4 000,– DM
Krankengeld	130 Tage =	8 450,– DM
Insgesamt		22 653,– DM
Unkoordinierte Behandlung Fall 2		
Kaufmännische Angestellte, 50 Jahre Akutklinik	35 Tage =	5 705,– DM
Heilverfahren	30 Tage =	3 390,– DM
Lohnfortzahlung	42 Tage =	4 000,– DM
Krankengeld	197 Tage =	12 805,– DM
Insgesamt		25 900,– DM

Tab. 20
Kosten der Herzinfarktrehabilitation bei typischen Fällen 1974

Diese Auswirkungen durch Koordination vorhandener Gesundheitsleistungen werden noch verbessert durch die weitergeführte Rehabilitation am Wohnort in Zusammenarbeit mit den Kassenärzten. Die Durchorganisation bis in die ambulante Weiterbehandlung am Wohnort ist folgerichtig. So wird der in den Akutkliniken und Rehabilitationskliniken mit optimalen Mitteln erreichte Effekt aufrechterhalten. Die gewonnenen praktischen Erfahrungen lassen uns daran denken, ob nicht mancher unkomplizierte Herzinfarkt nach der Entlassung aus der Akutklinik ausreichend und zweckmäßig allein in einer Vereinssportgruppe weiter versorgt werden könnte. Diese Rehabilitation am Wohnort, vielleicht institutionalisiert als kassenärztliche Einrichtung in Zusammenarbeit mit den Kranken- und Rentenversicherungen wird für uns eine Zukunftsaufgabe sein. Ähnliche Vorstellungen sind von Wannenwetsch (262) und Kubicek* geäußert worden. Unsere Gedanken in dieser Richtung werden bestärkt durch nicht seltene Aussagen von Patienten, die von Rehabilitationskuren zurückkehren und der Ansicht sind, sie hätten eigentlich in einer unserer Sportgruppen am Wohnort den gleichen Effekt

---

* Persönliche Mitteilung

erzielen können, wenn sie drei- oder viermal wöchentlich eine Übungsstunde hätten durchführen können. Auch die Ernährungsberatung, Diskussionen und ärztliche Vorträge über gesunde Lebensweise seien am Wohnort intensiver gewesen.

Es soll allerdings nicht verkannt werden, daß sich auch die Einstellung unserer Gesellschaft geändert hat und unseren Vorstellungen somit entgegenkam. Man gewährt dem Mitbürger bei Behinderung eine bessere Rehabilitation und bei verbleibendem Restschaden ein humaneres Leben. Ein Ausfluß dieser Humanität sind verschiedene Gesetze, die 1974/75 erlassen wurden. Das sind: Gesetz zur Angleichung der Leistungen in der Rehabilitation. Schwerbehindertengesetz. Gesetz zur Krankenversicherung der Behinderten.

4.5 Auswirkungen auf das subjektive Infarkterlebnis

Die Angst gehört zu den Urempfindungen, welche das Gefühl und Triebleben neben Hunger und Geschlechtstrieb beherrschen (Braun 38). Der bewußte Drang zur Selbsterhaltung wird bei der Angst unmittelbar geäußert. Der Angina-pectoris-Anfall und die Angst sind psychosomatisch miteinander verkettet (257). Das vernichtende Angstgefühl verbindet sich fast immer mit Todesangst. Die Empfindung der Herzangst durch den Schmerz ist völlig anders, als diejenige bei sonstigen starken Schmerzzuständen, wie z. B. Nierenkoliken und Wundschmerzen bei Verletzten. Die Erinnerung an das Geschehen beim Herzinfarkt, bei vielen Patienten durch mehr oder weniger häufig auftretende pectanginöse Beschwerden immer wieder aufgefrischt, beherrscht lange das Gefühlsleben. Diese Angst kann zu einer mehr oder weniger ausgeprägten psychischen Störung bis zur Neurose führen (65).

Die Suche nach einem bestimmten koronargefährdeten Persönlichkeitstyp (59), welcher die neurotische Anlage eventuell schon in sich trägt, hat bisher nicht befriedigt. Koronarerkrankungen kommen bei allen Persönlichkeitstypen vor (65). Die Persönlichkeitsmerkmale vor dem Herzinfarkt sind auch nach Hahn (83) nur bedingt mit denen nach Eintritt des Herzinfarktes zu vergleichen.

Gerade bei sportlicher Betätigung kommt es nach Hollmann (113) zur Stärkung des Selbstwertgefühles. Von allen uns bekannten Infarktsportgruppen am Wohnort wird übereinstimmend berichtet, daß durch die sportliche Betätigung eine bessere Verarbeitung des Infarkterlebnisses erfolgt (17, 81, 96, 101, 121, 166, 265). Das war auch unsere eigene Erfahrung (32), die sich immer wieder bestätigte (35, 120, 160). Dieses positive Ergebnis der Sporttherapie wird auch von den Probanden regelmäßig in den bei jeder Sportstunde stattfindenden Diskussionen herausgestellt. Es kommt häufig während des sportlichen Trainings zur Verringerung, teilweise zum völligen Aufhören der pectanginösen Anfälle. Bei einem Teil unserer Probanden ist analog den Ergometertests nur eine bestimmte Laufstrecke ohne Beschwerden zu leisten, aber die Wegstrecke wird häufig bei jeder Übungsstunde länger. Wenn das nicht der Fall ist, schlagen wir eine Untersuchung mit invasiven Maßnahmen vor. Es findet sich dann meistens eine Stenose mehrerer Koronarien und damit eine Indikation für die Bypass-Operation.

Schimert (223) erhob schon früher den Befund, daß bei 54 % der Kranken die anginösen Beschwerden nicht bei körperlicher, sondern bei psychischer Belastung auftraten.

Erfahrungen von Mensen (192) ergeben nach Zusammenstellung von 8000 klinischen Infarktfällen 10 % schmerz- und symptomlose und 16 % atypische Infarkte. Bei Überprüfung von Sektionsprotokollen bei etwa 5000 Fällen ergeben sich im Durchschnitt 35 % schmerzlose und atypische Infarkte. Mehr oder weniger typische pectanginöse Beschwerden und Ängste sollen nach Mensen vor 15 bis 20 Jahren noch fast alle Patienten nach Herzinfarkt gespürt haben. Aufklärung über das Geschehen soll die Zahl reduziert haben, auch diese Meinung unterstreicht die starke psychische Beeinflussung der pectanginösen Beschwerden.

Das Ergebnis der Reduzierung oder des Verschwindens der pectanginösen Beschwerden schon nach wenigen Übungsstunden bezeichnen wir als Effekt der Entängstigung. Ein somatischer Trainingseffekt kann dann noch nicht vorhanden sein. Durch das Erlebnis der wiedergewonnenen körperlichen Leistungsfähigkeit, die bei vielen Probanden, besonders bei Büroberufen teilweise besser ist als vor dem Infarkt* bekommt der Proband einen starken psychischen Auftrieb. Es handelt sich wohl um eine Art psychosomatischer Behandlung, wodurch nicht nur das Leben eventuell verlängert wird, sondern die verbleibende Lebenszeit lebenswerter wird. Bei diesem spielerischen Sport muß aber auch eine zu große Aktivität und überschießender Leistungswille gebremst werden. Allerdings haben wir bisher durch ehrgeizige sportliche Leistungen in unseren Sportgruppen keine Zwischenfälle gesehen. Ähnliche Erfahrungen werden von anderen Autoren angegeben (9, 97, 127, 255).

4.6   Motivationserfolg zur Teilnahme an den Vereinssportgruppen

In einer ersten Arbeit hatten wir 1973 veröffentlicht, daß 40 % derjenigen, die in einer Rehabilitationsklinik gewesen waren und dort nach den Bedingungen der Hamburger Arbeitsgemeinschaft getestet wurden (siehe Tabelle 14) sich einer Sportgruppe am Wohnort angeschlossen haben (32). Damals bestanden 8 Sportgruppen. Spätere Auswertungen ergaben 35 %, dann 29 % und letzte 42 % Teilnahme (35, 136, 137, 160).

Die in den Rehabilitationskliniken aufgeklärten Patienten haben inzwischen die Möglichkeit in allen Stadtteilen Hamburgs jetzt in 17 Sportvereinen, die zum Teil schon Doppelgruppen haben, die Trainingsbehandlung fortzufüh-

---

* Vorläufiges Ergebnis einer von uns angeregten Inauguraldissertation von E. Türk, Hamburg 1976

ren (Stand Oktober 1976). Seit 1974 wird eine Broschüre der Arbeitsgemeinschaft mit entsprechender Aufklärung und Anmeldekarten in den Rehabilitationskliniken verteilt (Broschüre im Anhang).

Wir hatten 1973 angeregt, der Frage nachzugehen, warum nur ein Teil der durch die schwere Krankheit und Aufklärungsmaßnahmen motivierten Patienten in die Sportgruppen am Wohnort eingetreten waren. Eindrucksmäßig glaubten die ärztlichen Leiter der Sportgruppen, daß diejenigen, die früher Beziehungen zum Sport gehabt hatten, eher in die Sportgruppen eintreten, wie das auch Hüllemann (83) angenommen hatte. Als ein gewisses Hindernis wurde auch die Übungsstunde am Sonnabendvormittag angesehen. Inzwischen werden nur noch in 5 von 16 Gruppen die wöchentlichen Sportstunden am Sonnabend abgehalten, das Ergebnis der Beteiligung hat sich aber nicht wesentlich geändert. Die Einstellung des Hausarztes schien eine Rolle zu spielen. Nach der Erfahrung von Hellerstein (198): „anxious doctors have anxious patients."

Erste Ergebnisse der Motivationsstudie liegen inzwischen vor (v. Kerekjarto,* 136, 137). Je 10 Patienten der am Wohnort sportlich Aktiven und Inaktiven wurden mit einer halbstandardisierten Interviewtechnik befragt. Hiernach wurde ein Fragebogen erarbeitet. In einer zweiten Phase wurde dieser Fragebogen mit einer Vielzahl standardisierter Persönlichkeitsfragebögen an 40 Probanden in den Sportgruppen und 30 Nichterschienene gegeben. Beide Stichproben wurden aus der Kartei der Arbeitsgemeinschaft mit den dort erfaßten Herzinfarktpatienten nach dem Zufallsprinzip gebildet, diese waren parallelisiert nach dem Alter, es waren nur Männer.

Die Teilnehmer am Infarktsport ließen nach den Aussagen folgende wichtige Merkmale erkennen: Der Hausarzt hält den Infarktsport für eine wichtige Sache, weitere sportliche Betätigung wurde in der Rehabilitationsklinik durch die dortigen Ärzte sehr nahegelegt. Das gesteckte Berufsziel haben sie nur schwer erreicht und versuchen, den sozialen Status mit allen Mitteln zu halten. Die Resultate bei den geeigneten, aber nicht zum Sport am Wohnort Erschienenen waren folgende: Der Hausarzt soll eine negative Einstellung zum Infarktsport haben. Die Aufklärung in den Rehabilitationskliniken, den Sport am Wohnort weiter zu betreiben, wird als nicht eindringlich und mehr nebensächlich empfunden. In der Kindheit und Jugend waren sie sportlich aktiver als die andere Gruppe, fühlen sich jetzt aber schwächer und beurteilen die Übungen als zu beschwerlich. Auch die positive Einstellung der Ehefrauen am Sport ist ohne Einfluß. Der Stellenwert des Berufes ist geringer als bei denjenigen, die weiter Sport treiben. Damit hat auch die Rehabilitation nicht den Stellenwert wie in der teilnehmenden Gruppe.

Die Konsequenz dieser Ergebnisse zwingt zum Nachdenken, wie eine bessere Motivation erfolgen kann. Mit dem erarbeiteten Test könnte man die „Sportunwilligen" schon in der Rehabilitationsklinik erkennen und diesen eine besondere Motivation zukommen lassen. Die zögernde Haltung einiger Kassenärzte könnte durch mehr aktive Beteiligung an den Sportgruppen am Wohnort verändert werden (siehe auch Kapitel 3.7).

---

* In Zusammenarbeit mit H. Lippert,
Inauguraldissertation, Hamburg 1976

Wir hatten vermutet, daß die soziale Schichtung, der den Sport mit Beiprogramm am Wohnort fortführenden Probanden, eine Rolle spiele. In einer von uns angeregten Untersuchung* ist diese Vermutung bestätigt. Aus der Gruppe der Arbeiter und Facharbeiter treten nur etwa 40 % der Gruppe am Wohnort bei, während in den Gruppen der Büroangestellten und Beamten 50 % sowie der leitenden Angestellten und der Selbständigen etwa 60 % teilnehmen (siehe Abbildung 14).

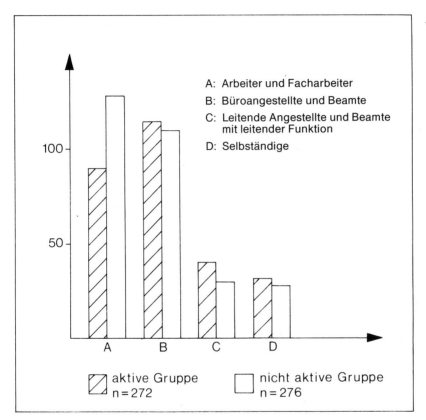

Abb. 14

A: Arbeiter und Facharbeiter
B: Büroangestellte und Beamte
C: Leitende Angestellte und Beamte mit leitender Funktion
D: Selbständige

aktive Gruppe n = 272   nicht aktive Gruppe n = 276

Diese Ergebnisse sind aus den psychologischen Feststellungen von Kerekjarto (137) erklärbar, wonach in den Trainingsgruppen überwiegend Probanden zu finden sind, die das berufliche Fortkommen hoch einschätzen.

Es soll hier noch über eine Beobachtung berichtet werden, welche der Motivation zugezählt werden muß. Auffallend ist die abweichende Beliebtheit der verschiedenen Vereinssportgruppen, wobei in dünner besiedelten Vororten die Beteiligung teilweise besser ist, als in dicht besiedelten Innenstadtgebieten. Schon Hahn (83) war aufgefallen, daß die Aufmerksamkeit der Herzinfarktpatienten bei der Psychotherapie in Gruppen besonders auf den Leiter der Gruppen in Erwartung einer autoritären Führung gerichtet war. Hüllemann (83) beobachtete bei der Sporttherapie das gleiche. Tatsächlich ist in

---

* Inauguraldissertation W. Bankmann, Hamburg 1976

unseren Sportgruppen am Wohnort die Beliebtheit und damit die Größe der Gruppe eindeutig abhängig von der Persönlichkeit des Sportlehrers und des betreuenden Arztes und nicht von der Größe der Stadtteile. Die moderne antiautoritäre Beaufsichtigung, wobei keine deutlichen Kommandos für die Übungen gegeben werden, wird von den Probanden als lasch und uninteressiert von seiten des Sportlehrers empfunden. Man sieht sich das einmal oder zweimal an und bleibt einer solchen Gruppe dann wieder fern. Dagegen berichtet Hartmann (23), der als praktischer Arzt sehr engagiert seine Herzinfarktsportgruppe aufgebaut hat, daß kein Patient aus seiner Gruppe ausgeschieden ist.

4.7 Auswirkungen auf die Risikofaktoren

Nach der entsprechenden Literatur (siehe Kapitel 2) erwarteten wir Effekte auf die Reduzierung der Risikofaktoren und einen Leistungszuwachs des Herz-Kreislauf-Systems. Die Problematik der Gewinnung solcher Werte wurde bereits erörtert (siehe Kapitel 4.1). Nur jahrelange, wahrscheinlich jahrzehntelange prospektive Beobachtung der verschiedenen Meßwerte wird gültige Ergebnisse bringen. So sind die hier mitgeteilten Ergebnisse Pilotstudien, die Anlaß für einen genauen Kataster sind, nach welchem ab 1976 die Sammlung der Daten in den Vereinssportgruppen der Arbeitsgemeinschaft erfolgen wird.

Änderung der
Rauchgewohnheiten

4.7.1 Änderung der Rauchgewohnheiten

Nach einer Untersuchung von Dennhardt (44) aus unserem Arbeitskreis ergeben sich deutliche Unterschiede in Gruppenvergleichen. Nach einer Beobachtungszeit von 11 Monaten hatten von den Rauchern in den Vereinssportgruppen 85,5 % das Rauchen völlig eingestellt. In der Kontrollgruppe der Nichterschienenen nur 68,2 %. Man kann also von einem Ergebnis der besseren Motivation zum Nichtraucher in den Sportgruppen sprechen. Auffallend ist, daß die Gruppe der Nichterschienenen schon vor dem Herzinfarkt eine höhere Prozentzahl von Rauchern hatte (siehe Tabelle 21).
Die Angaben bezüglich des Rauchens in den bekannten Sportgruppen am Wohnort sind spärlich. Kiss und Kubicek (139) haben in ihren Nachuntersuchungen bei Sportgruppen den Risikofaktor Nikotinkonsum bewußt herausgelassen wegen der Unsicherheit der subjektiven Aussagen. Bergdolt (17) gibt an, daß noch 2 Teilnehmer von 22 seiner Infarktsportgruppe am Wohnort das Zigarettenrauchen stärker reduziert haben. Stocksmeier (245) führt aus, daß in der Höhenrieder Langzeitstudie nach einem Jahr nicht einmal 10 % mehr rauchen. Matzdorf (186) hat unter seinen Infarktpatienten, die während eines Heilverfahrens motiviert wurden, 58 % Nichtraucher erreicht. Die Gültigkeit dieser Aussagen ist nach unseren Erfahrungen offen, der Wahrheitsgehalt dieser Patientenangaben ist nicht genau zu überprüfen.

4.7.2 Änderungen im Fettstoffwechsel und Körpergewicht

Die Prüfung der Blutfettwerte bei der Gruppe, die am Wohnort Sport betreibt im Vergleich zur Kontrollgruppe ergab nur unwesentlich differente Werte (44). Die durchschnittlichen Cholesterinwerte blieben in der gleichen Höhe wie vorher in der Rehabilitationsklinik (zwischen 238 und 245 mg%). Die Triglyceridwerte waren gegenüber den Vorwerten in der Rehabilitationsklinik dann in der Sportgruppe am Wohnort um durchschnittlich 40 mg% angestiegen. Von den weiter Sporttreibenden hatten noch 48 % pathologische Werte. Stocksmeier (246) hat beobachtet, daß die in der Rehabilitationsklinik gesenkten Cholesterinwerte durch Diät noch für 9 Monate hochsignifikant niedriger bleiben, daß dagegen die Triglyceridwerte wieder ansteigen. Der Zusammenhang mit der Ernährungsweise wird angenommen. Später wird von Stocksmeier (248) berichtet, daß nach anfänglicher Senkung

Tab. 21
(nach Dennhardt)

Rauchgewohnheiten in den Vereinssportgruppen im Vergleich zu Nichterschienenen. Gleiche medizinische Motivation beider Gruppen bestanden durch Behandlung in einer Hamburger Akutklinik und in einer Rehabilitationsklinik.		
	Vereinssport- gruppe N = 136	Kontroll- gruppe N = 52
Vor dem Infarkt:		
Nichtraucher (5 Jahre)	19,2 %	15,4 %
Raucher	80,8 %	84,6 %
Von den Rauchern haben		
das Rauchen ganz eingestellt	85,5 %	68,2 %
rauchen weniger	12,7 %	29,5 %
rauchen genausoviel	1,8 %	2,3 %

von Übergewicht, Hypercholesterinaemie und Hypertriglyceridaemie als günstiger Einfluß der Betreuung in der Rehabilitationsklinik, auch die intensive mehrjährige Ernährungsberatung keinen weiteren Einfluß ausübt. Die intensiv mit Ernährungsberatung betreute Gruppe zeigt keine signifikanten Unterschiede zur Kontrollgruppe. Auch wir sind bisher der Ansicht, daß die körperliche Übungsbehandlung keinen wesentlichen Einfluß auf den Fettstoffwechsel hat. Eine laufende Untersuchung versucht jetzt zu klären, in welcher Weise die Teilnahme oder Nichtteilnahme an Ernährungsberatungskursen zusammen mit dem Ehepartner, welche den Sportgruppenteilnehmern angeboten wird (siehe Kapitel 3.9), eine zusätzliche Reduzierung der Blutfettwerte bewirkt. Unterschiede der Cholesterinwerte zwischen einer Gruppe mit gezieltem körperlichem Training und einer Gruppe mit ungezielter Rehabilitation hatte Kentala (135) festgestellt.

Das Körpergewicht blieb bei unseren Probanden in der Sportgruppe im Durchschnitt konstant (196), während bei den Nichtteilnehmern ein Gewichtsanstieg erfolgte. Bei dem auch sonst bekannten Wiederanstieg des Gewichtes in über 50 % nach dem Herzinfarkt (75) ist das Halten des schon in der Klinik und Rehabilitationsklinik reduzierten Gewichtes wohl als Ausdruck sportlichen Verhaltens und der Gruppenstimulierung ein signifikantes Ergebnis.

4.7.3 Änderung des Blutdruckes und des Pulses

Nach den Untersuchungen von Weidener und Mellerowicz (263) ist die Blutdrucksenkung durch dosiertes Dauertraining zu erreichen. Weidener (264) hat in der Berliner Infarktgruppe die Senkung des Blutdruckes nach dreimonatiger Trainingszeit in Ruhe und nach ergometrischer Belastung mit hoher Signifikanz festgestellt. Auch Stocksmeier (245) beobachtete die signifikante Senkung des Blutdruckes bei sechswöchigen Heilverfahren mit Bewegungstherapie. Die Blutdrucksenkung blieb mindestens neun Monate bestehen. Wir können im „Hamburger Modell" für die Sportgruppen am Wohnort bisher keine statistischen Zahlen angegeben. In Einzelfällen haben wir bei Kontrollen eine deutliche anhaltende Blutdrucksenkung gesehen, welche die Gabe von Blutdruckmitteln erübrigt. Für die Rehabilitationskliniken unseres Arbeitskreises liegen entsprechende Befunde der Blutdrucksenkung vor.* Bei 85 Infarktpatienten steigt der bei Entlassung aus dem Akutkrankenhaus meist normale Blutdruck bis zur Aufnahme in die Rehabilitationsklinik wieder an. Dort waren bei Entlassung niedrige Werte etwas angestiegen und erhöhte Werte normalisiert. Deutlich niedriger geworden, auch unter Belastung, waren die Blutdruckwerte in der 4. Woche. Jungmann (134) konnte für die Arbeitspulsfrequenz zeigen, daß in der 4. Woche in der Rehabilitationsklinik eine signifikante Abnahme erfolgte, der Sauerstoffpuls nahm zu.

4.7.4 Änderung der kardialen Belastbarkeit

Dennhardt hat in unserem Arbeitskreis die ergometrisch beweisbare Steigerung der körperlichen Belastbarkeit festgestellt (173). Bei 364 Patienten wurde nach dreimonatiger Teilnahme in der Sportgruppe am Wohnort in 37 % die Verbesserung der körperlichen Belastbarkeit seit Verlassen der Rehabilitationsklinik festgestellt. In 49 % war die Belastbarkeit gleichgeblieben, in 14 % niedriger geworden. Nach weiteren drei Monaten sind bei erneuter Kontrolluntersuchung der Probanden nochmals bei 17 % höhere Belastungen ergometrisch möglich. In einem halben Jahr wurde also bei insgesamt 54 % die Zunahme der körperlichen Leistungsfähigkeit erreicht.

In einer Pilotstudie (Sportgruppe N=133, Kontrollgruppe N=52) wurde festgestellt (44), daß bei Herauslassen derjenigen Patienten, die in einer Rehabilitationsklinik keine symptomlimitierten Kriterien für den Ergometrieabbruch hatten, sondern nur allgemeine Erschöpfung und muskuläre Ermüdung, ein Leistungszuwachs bei 37,2 % gegenüber 6,9 % bei den Nichtteilnehmern vorhanden war. Vergleichswerte sind uns aus der ambulanten Sportgruppe von Kubicek (30) bekannt. Hier sind Leistungssteigerungen differenziert nach Belastungsabbruch ohne anginöse Schmerzsensationen oder durch ischämische EKG-Veränderungen und Schmerzen. Bei symptomlimitierten Patienten kam es zu einer Leistungssteigerung zwischen 10 und 16 %.

---

* Inauguraldissertation U. Niedermeier, Hamburg 1976

Insgesamt ist der Leistungszuwachs bei drei- bis fünfmonatigem Training bei Hinterwandinfarkten 42 % und bei Vorderwandinfarkten 30 %. Weidener (266) hat angegeben, daß die Mittelwerte des ergometrischen Leistungszuwachses von 85 Trainingsteilnehmern, die ca. 3 Monate nach Herzinfarkt in die Gruppe aufgenommen wurden, 64 % in 3 Monaten betrug. Bei der Verschiedenheit der Werte, die durch nicht vergleichbare Gruppen und verschiedene Trainingsart bestehen, ist übereinstimmend ein deutlicher Leistungszuwachs auch bei symptomlimitierten Patienten in verhältnismäßig kurzer Zeit erreicht worden. Zahlen im Leistungsvergleich von Gruppen mit gezieltem Training unter ärztlicher Aufsicht und Gruppen mit ungezielter Rehabilitation sind von Kentala (135) veröffentlicht. Dabei zeigt sich, daß die Wiedererlangung körperlicher Kondition auch allein durch die Initiative des Patienten erfolgen kann, nur stellt sich die erreichbare Leistung bei den systematisch Trainierten schon nach 4–6 Monaten ein, bei der anderen Gruppe erst nach etwa 12 Monaten. Ähnliche Beobachtungen wurden von Rudnicki (215) mitgeteilt.

Allgemein ist man der Ansicht, daß der Effekt der Hinausschiebung von pectanginösen Beschwerden neben psychischen Einflüssen (siehe Kapitel 4.5) auf einer Ökonomisierung des peripheren Kreislaufs beruht. Die Kollateralenbildung am Herzen ist beim Menschen bisher nicht bewiesen, damit auch nicht die bessere Sauerstoffutilisation des vom Infarkt betroffenen Herzmuskels. Wir kennen Einzelfälle, denen man eine Bypass-Operation nahelegte wegen mehrerer Koronarverschlüsse und Stenosen bei häufigen pectanginösen Beschwerden. Die Operation wurde von diesen Patienten abgelehnt. Es erfolgte stattdessen die körperliche Übungsbehandlung in einer Rehabilitationsklinik. Diese Patienten wurden auf lange Zeit fast beschwerdefrei. Das könnte ein Hinweis, aber kein Beweis sein, daß neben der Ökonomisierung des peripheren Kreislaufsystems auch zentral die Durchblutung verbessert wird.

4.8   Kardiale Komplikationen in den Vereinssportgruppen

Nach einer Diskussionsbemerkung von Halhuber* im Anschluß an einen Vortrag von Laubinger (174) über die Komplikationen in den Vereinssportgruppen müßte die Bewegungstherapie wirkungslos sein, wenn es keine Nebenwirkungen dabei gäbe. Nur vereinzelt haben wir nach Ausdauerbelastung kurzdauernde Arrhythmien beobachtet, gelegentlich zwingen pectanginöse Beschwerden die neu in einer Gruppe Anfangenden zu kurzen Pausen. Die Belastungsangina tritt aber bei den meisten Patienten mit fortschreitendem Training immer seltener auf, was den Ergometriebefunden entspricht (siehe Kapitel 4.7.4). Nach dem schwer objektivierbaren Eindruck sind gerade die

---

* Tagung Freizeit und Sport, Hamburg, Februar 1974

Beschwerden in den ersten Übungsstunden mehr auf die Angst des Patienten zurückzuführen. Dieser hält es schlechterdings für unmöglich den Leistungsstand der schon seit Jahren trainierenden Probanden zu erreichen. In den ersten Sportstunden muß sich daher der betreuende Arzt diesen Anfängern besonders widmen. Es ist auch zu beobachten, wie die anderen Teilnehmer diesen Mut zusprechen und von eigenen guten Erfolgen berichten.

Ein unbestechliches Zeichen zur Frage der richtigen oder falschen Therapie ist die Mortalität. Erste Auswertungen bei unseren Sportgruppenteilnehmern (174) nach zwei Jahren ergaben bei 343 Probanden eine Reinfarktrate von 4,2 % und eine Mortalitätsrate von 2,1 % pro Jahr. Wenige Zeit später war unsere Statistik durch 3 Todesfälle in einer Woche verschlechtert (5,1 % Reinfarkte und 3,2 % tödliche Infarkte pro Jahr). Weitere 9 Monate später ergab die Auswertung von 438 Probanden eine jährliche Reinfarktrate von 3,2 % und tödlichen Reinfarkten von 2,3 % (173).

Die 3 plötzlichen Todesfälle in einer Woche, welche vorübergehend die Statistik verschlechterten, veranlaßten uns zu weiteren Analysen. Hierbei stellte sich als erstes Ergebnis heraus (von uns angeregte und zusammen mit Bankmann* unternommene Untersuchung), daß bei der Gründung unserer Sportgruppen in den ersten Monaten einige Risikofälle aufgenommen wurden, die nicht die verabredeten Bedingungen erfüllten. Gerade diese Risikopatienten bekamen vermehrt einen Reinfarkt. Um zu genauen Zahlen zu kommen, wurde eine Auswahl vorgenommen. Nur Patienten mit einem gesicherten Herzinfarkt, die unseren Aufnahmebedingungen für die Sportgruppe am Wohnort entsprachen (Tabelle 14) und die sowohl in einer Akutklinik wie in einer Rehabilitationsklinik behandelt wurden, haben wir dabei berücksichtigt. Der Beobachtungszeitraum lag von Oktober 1971 bis September 1974. Die eine Gruppe wurde gebildet aus denjenigen, die einer Vereinssportgruppe am Wohnort beitraten (Trainingsgruppe). Die andere Gruppe (Kontrollgruppe) wurde gebildet aus Patienten, die, trotz Voraussetzungen und Empfehlung für den am Wohnort weitergeführten Sport, nicht teilgenommen hatten. Da nur wenige Frauen in der Trainingsgruppe waren, wurden diese in beiden Gruppen herausgelassen. Es ereignete sich auch bei den Frauen kein kardialer Zwischenfall, daher wurde die Statistik nicht beeinflußt. Das Schicksal der Probanden der Kontrollgruppe war über die behandelnden Ärzte oder über die Krankenkassen erfragt worden. Die Komplikationen in den Trainingsgruppen wurden innerhalb der Organisation erfaßt. Während des Beobachtungszeitraumes schieden 63 Probanden aus der Trainingsgruppe nach mindestens drei Monaten Teilnahme aus, die Gründe ließen sich nicht erfragen. Der Beitritt in die Trainingsgruppe erfolgte kontinuierlich entsprechend den Entlassungen aus den Rehabilitationskliniken. Da der Zustrom in die Trainingsgruppe anfangs größer war, als in der Kontrollgruppe, ergaben sich unterschiedliche Beobachtungszeiten. Aus obigen Gründen wurde eine Berechnung auf Mann-Monate vorgenommen. Ein Mann-Monat bedeutet, daß der Proband einen Monat in der Trainingsgruppe oder in der Kontrollgruppe war. So ergaben sich für die Trainingsgruppe 4532 Mann-Monate und für die Kontrollgruppe 3713 Mann-Monate. Die

---

* Inauguraldissertation W. Bankmann, Hamburg 1976

Trainingsgruppe enthielt 272 und die Kontrollgruppe 276 Probanden. Die Altersverteilung ist aus Abb. 36 ersichtlich. Die Jahrgänge 40–49 und 50–59 stellen den Hauptanteil in beiden Gruppen.

	Trainings-gruppe N = 272	Kontroll-gruppe N = 276
20–29 Jahre	Ø	2
30–39 Jahre	20	33
40–49 Jahre	104	74
50–59 Jahre	113	108
60–69 Jahre	35	58
70–79 Jahre	Ø	1

Tab. 22
Altersverteilung von Vergleichsgruppen zur Häufigkeit von kardialen Komplikationen

Die Infarktlokalisation beider Gruppen wurde überprüft, in der Verteilung waren keine wesentlichen Unterschiede vorhanden. Die Risikofaktoren in beiden Gruppen (den Abschlußberichten der Rehabilitationskliniken entnommen) sind aus Tabelle 23 zu ersehen. Unterschiede sind nur bezüglich des Nikotingenusses und der Übergewichtigkeit zu erkennen, beides kommt in der später am Wohnort nicht mehr aktiven Gruppe häufiger vor.

	aktive Gruppe N = 272	nicht aktive Gruppe N = 276
Diabetes mell.	47 (17,3 %)	58 (21,0 %)
Adipositas	117 (43,0 %)	181 (65,6 %)
Hyperlipämie	128 (47,0 %)	139 (50,4 %)
Hypertonus	83 (30,0 %)	85 (30,8 %)
Nikotin-Abusus	177 (65,0 %)	227 (82,3 %)

Tab. 23
Verteilung der Risikofaktoren in der Rehabilitationsklinik

Die Ergebnisse bei den kardialen Komplikationen in beiden Gruppen waren folgende: Es kam bei 15 Patienten im Beobachtungszeitraum von 3 Jahren zu einem akuten kardialen Zwischenfall. Bei 8 Fällen konnte ein Reinfarkt gesichert werden. In der Trainingsgruppe waren das 6 (2,2 %), in der Kontrollgruppe 9 (3,3 %) Komplikationen. Der Zeitpunkt vom Infarkt bis Eintritt der Komplikation betrug in beiden Gruppen durchschnittlich 12 Monate. 5 Todesfälle traten in der Trainingsgruppe auf, das sind bei Umrechnung mit der Mann-Monat-Methode jährlich 1,3 %, während in der Kontrollgruppe 4 Todesfälle auftraten, was auch einer Sterberate von jährlich 1,3 % entspricht. Wenn man bezogen auf das Beobachtungsintervall von 3 Jahren die Mortalität als arithmetisches Mittel errechnet, welches aber nicht die stets vorhandenen Zu- und Abgänge in den Gruppen berücksichtigt, kommt man auf eine jährliche Mortalität von 0,6 % für die Trainingsgruppe und 0,5 % für die Kontrollgruppe. Die Errechnung der Signifikanz mit dem Chi-Quadrat-Test ergab bei Berücksichtigung der Verweildauer in den Gruppen für das Auftreten kardialer Zwischenfälle (Überlebende und Verstorbene) fast die doppelte Häufigkeit in der mehr inaktiven Kontrollgruppe. Die tödlich verlaufenden Komplikationen traten in dieser Gruppe fast 3 Monate früher auf.

In jeder Gruppe waren je 2 Todesfälle im direkten Zusammenhang mit dem Sport zu beobachten. In der Sportgruppe einmal beim Traben in der Halle und beim Pulsen nach einer Ausdauerbelastung. In der Kontrollgruppe einmal nach einem Tennisturnier und einmal nach einer Versehrtensportstunde ohne ärztliche Aufsicht.

Ein Vergleich mit anderen Studien ist nur mit Einschränkungen möglich. Stocksmeier und Mitarbeiter (248) haben in der Höhenrieder Langzeitstudie bei 953 Probanden eine jährliche Absterberate (arithmetisches Mittel) von 1,9 % festgestellt, im Vergleich zu 0,6 % in unseren Sportgruppen. In der Langzeitstudie wird zur gesunden Lebensweise, eingeschlossen sportliche Übungen, bei regelmäßigen Nachuntersuchungen alle 6 Monate motiviert, außerdem erfolgen in gewissen Abständen Patiententreffen. Nur ein nicht bekannter kleiner Teil treibt ein überwachtes körperliches Training.* Vergleiche sind noch möglich mit Ergebnissen von Hellerstein (101, 198), der 2 % tödliche Komplikationen jährlich für seine mit aktiver Bewegungstherapie betreute Gruppe angibt (N=189). In dieser Gruppe waren aber auch Patienten mit schweren Angina pectoris-Anfällen und ein Schrittmacher-Patient, daher ist ein Vergleich nur mit Einschränkungen möglich. Kentala (135) hat eine randomisierte Untersuchung von 77 Infarktkranken in einer Trainingsgruppe und 81 Patienten in einer Kontrollgruppe vorgenommen. Das Durchschnittsalter betrug 52,9 Jahre. Die befundmäßigen Aufnahmebedingungen in die Gruppen sind allerdings nicht bekannt. 4 % starben jährlich in der Trainingsgruppe und 4,5 % in der Kontrollgruppe. Übereinstimmend ist also in den genannten Studien und in unserer Auswertung die Mortalität in den Trainingsgruppen etwas niedriger als in den Vergleichsgruppen.

Ursachen für kardiale Zwischenfälle

4.8.1 Ursachen für kardiale Zwischenfälle

Die Mortalität unserer Probanden in den Sportgruppen ist niedrig, es muß dabei berücksichtigt werden, daß die Auswahl nach medizinischen Risiken und nach dem Alter erfolgt (bis etwa 70 Jahre). Verläßliche Zahlen der Gesamtabsterberate von Herzinfarkten liegen aus der Heidelberger Studie vor (Schettler, Nüssel, 222). Es sterben danach in den ersten 4 Wochen nach Herzinfarkt 41 % der Männer aller Altersklassen. In den folgenden 11 Monaten versterben noch 7 %, bei der Altersauswahl bis 50 Jahre allerdings nur 2 % und von den über 50–65jährigen 4 %. Die zunehmende Mortalität in Abhängigkeit vom höheren Lebensalter bei Reinfarkten ist schon länger bekannt (53). Die Gruppe der 50–65jährigen entspricht am ehesten der durchschnittlichen Altersstruktur in unseren Vereinssportgruppen.

Eine genaue Analyse muß für diejenigen Probanden erfolgen, welche in zeitlichem Zusammenhang mit der Sportstunde verstarben. Im Januar 1974 kam es zu Kreislaufkomplikationen mit Todesfällen an zwei aufeinander folgenden Sonnabenden. Drei Probanden verstarben in direktem Zusammenhang mit der Sportstunde, ein vierter verstarb am Tage der Sportstunde kurz vor Verlassen des Hauses, um am Sport teilzunehmen.

Es ist bekannt, daß die höchste Infarktrate in den Wintermonaten besonders im Januar liegt. Eine besondere Häufung ist an den Wochenenden vorhan-

---

* Nach persönlicher Mitteilung von M. J. Halhuber

den, nach Dörken (57) am Sonnabend und Sonntag. Nach Döring und Loddenkemper (53) steigt die Häufigkeit zum Wochenende an und ist am höchsten am Montag. Nach der WHO-Studie (270), an der sich Arbeitsgruppen aus 17 europäischen Städten in Ost und West sowie Israel beteiligen, liegt die höchste Infarktrate am Montag, die zweithöchste am Sonnabend (siehe Abbildung 15).

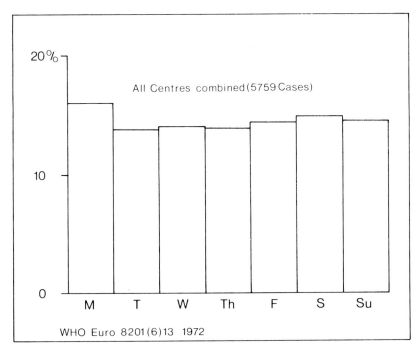

Abb. 15
Auftreten des
Herzinfarktes an
Wochentagen

Bezüglich der Tageszeit ist in allen Gruppen und an allen Wochentagen die Zeit von 9–10 Uhr als die häufigste Zeit des Auftretens von Herzinfarkten in der gleichen Studie angegeben (siehe Abbildung 16).

Tatsächlich sind im Beobachtungszeitraum von 4 Jahren nur in denjenigen Sportgruppen ernsthafte kardiale Komplikationen während des Übungsprogrammes aufgetreten, die den Übungsbetrieb am Sonnabend von 9–10 Uhr unterhalten. Zusätzlich war aufgefallen, daß an den hintereinander liegenden Sonnabenden im Januar 1974 mit den 4 Todesfällen eine ungewöhnliche Wetterlage herrschte. Beleke und Klein (14, 15) haben sich seit Jahren mit der Problematik Herzinfarkt und Wetter befaßt. Nach ihrer Meinung (16) war an diesen Sonnabenden in besonders ausgeprägter Form ein Zustrom warmer bzw. tropischer Luftmassen vorhanden. Diese Wettersituation wird als stark biotrop, d. h. sehr belastend für Kranke mit pathologischen Veränderungen an den Herz-Kreislauf-Organen bezeichnet. Es sei anzunehmen, daß Wettereinflüsse die Todesfälle mitverursacht haben (über entsprechende Konsequenzen bezüglich Durchführung des Sportprogrammes siehe 3.3.1). Eine Analyse der einzelnen kardialen Zwischenfälle im Vergleich mit einer sehr ähnlich aufgebauten Kontrollgruppe wurde auf unsere Anregung von

König* vorgenommen (14 Patienten mit kardialen Komplikationen und 31 Patienten der Kontrollgruppe, beide Gruppen trainierten in den Vereinssportgruppen). In der Gruppe mit Komplikationen trat bei einem Patienten ein kardiogener Schock in der Akutklinik auf. Rhythmusstörungen am Be-

Abb. 16
Auftreten des
Herzinfarktes in
Abhängigkeit zu den
Tageszeiten

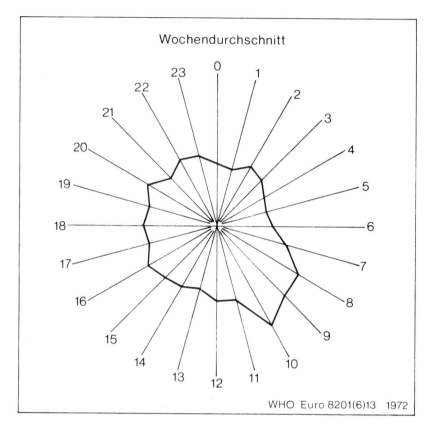

ginn der Erkrankung in der Akutklinik waren bei unseren Gruppen fast gleichmäßig vorhanden und hatten keinen Einfluß auf die Häufigkeit späterer Komplikationen (siehe Abbildung 17).

Wenn später in der Sportgruppe am Wohnort Rhythmusstörungen bei der Ergometrie ab 75 Watt auftraten, war allerdings die Komplikationsrate erhöht. Gehäuft waren bei der Gruppe mit Komplikationen ST-Senkungen im EKG bei einer Belastung von 75 Watt 3 Minuten in der Rehabilitationsklinik und bei Nachuntersuchungen der Sportgruppenteilnehmer am Wohnort (siehe Abbildung 18).

Nach den Bedingungen der Arbeitsgemeinschaft sollten diese Patienten auch nicht in die Gruppen eintreten. Am Anfang hatten wir keine so strenge Kontrolle, andererseits können Ausnahmen durch den die Gruppe leitenden Arzt gemacht werden. Die Prognose dieser Patienten ist schon primär schlechter, es ist daher nicht erwiesen, daß die Trainingstherapie die Progno-

---

* Inauguraldissertation K. König, Hamburg 1976

se noch verschlechtert hat. Abschließend ist zu unseren Erfahrungen aus den verschiedenen Untersuchungen, bezüglich der kardialen Komplikationen, zu sagen, daß die strenge Einhaltung der festgelegten Bedingungen (Tabelle 14) zum Eintritt in die Sportgruppe am Wohnort erforderlich ist, um kein zu-

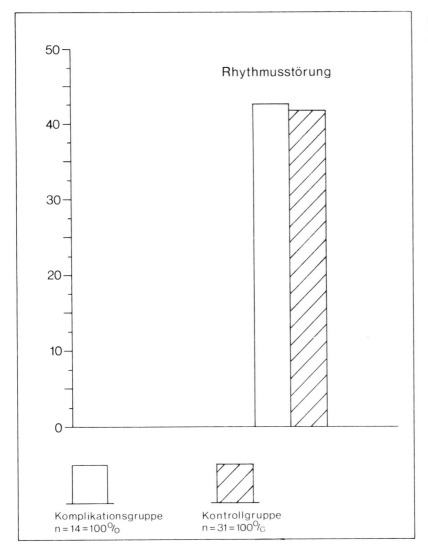

Abb. 17
Rhythmusstörung in der Akutklinik

sätzliches Risiko für Komplikationen einzugehen. Eine Veranlassung diese Bedingungen zu verändern, liegt nicht vor.

Die Überlegungen gehen eher dahin, eine Gruppe mit niedrigerem Leistungsniveau zu erstellen, die allerdings ärztlich und mit technischen Hilfsmitteln stärker überwacht werden müßte und dann eher an eine Klinik angeschlossen werden sollte als an einen Sportverein.

4.9 Komplikationen beim Herzinfarktsport an den Bewegungsorganen

Zwischenfälle am Bewegungsapparat beschäftigen uns in den Sportgruppen weit häufiger als kardiale Komplikationen. Bei dem Durchschnittsalter unserer Probanden spielen degenerative Veränderungen der Wirbelsäule und der Extremitäten eine größere Rolle. Beim Sport in der Halle wird besonders im Laufprogramm mit Springen und Hüpfen die Wadenmuskulatur beansprucht. Zerrungen und andere kleine Verletzungen an den unteren Extremi-

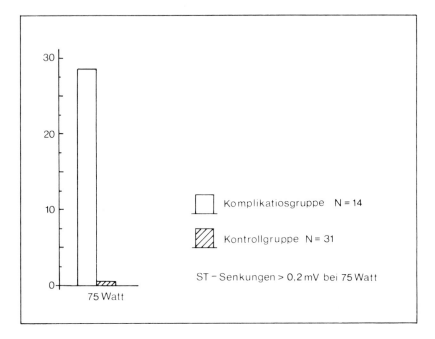

täten sind daher nicht selten. Um bei harmloseren Verletzungen den Trainingseffekt unserer Probanden zu erhalten, raten wir vorübergehend zu Schwimmbelastungen, die dann noch am ehesten möglich sind. Im Zeitraum von 4 Jahren traten 3 Achillessehnenrisse auf. Allerdings war diese Komplikation nur bei einem Herzinfarktpatienten vorhanden, während zwei betreuende Ärzte, die sportlich untrainiert waren, mit dieser Verletzung operiert werden mußten. In allen Fällen war die Ruptur auf dem Boden einer Sehnendegeneration entstanden. Nach Schobert (231) ist diese fast immer vorhanden, es genügt dann das Bagatelltrauma einer alltäglichen Bewegung, um einen Riß auszulösen.

Kapitel 5

Arbeitsfähigkeit nach Herzinfarkt

5.1   Vorbemerkungen

Die traditionelle Bemühung jeder ärztlichen Behandlung gilt der so gut wie möglichen Heilung einer Krankheit. Beim Herzinfarkt kann man bei guter Ausheilung dann vom „bedingt Gesunden" sprechen. Der Arzt sieht primär die Heilung der Krankheit, der Patient hat den primären Wunsch, durch diese Heilung so schnell wie möglich in den Wirkungskreis vor der Erkrankung zurückzukehren. Bei allen therapeutischen Bemühungen sollte daher dieses Ziel der sozialen Rehabilitation einen festen Platz neben der medizinischen Rehabilitation haben. Dieses Ziel muß vom Beginn der Krankheit ein Teil des Therapieplanes sein, Aktionen zur sozialen Rehabilitation können nicht erst ein späterer Teil der Behandlung, sondern müssen begleitendes Element sein.

Hierbei spielen zwei Gesichtspunkte eine besondere Rolle, nämlich das Verhalten der Ärzte und des medizinischen Assistenzpersonales sowie die Organisation des Behandlungsverfahrens. Mensen (191) hat berichtet, wie wichtig bereits das erste Zusammentreffen mit medizinischem Personal sein kann. Selbst habe ich den Schrecken eines Infarktpatienten erlebt, als ein eifriger Stationsarzt bei der Chefvisite über „Sargdeckelkristalle" berichtete. Auch sollte man mehr darüber nachdenken, ob in der Akutphase die passive Rolle des Patienten, der den diagnostischen und therapeutischen Prozeß nicht stören darf, für das Endziel immer richtig ist. Manche psychische Fehleinstellung des Patienten kann hier den Anfang nehmen im Sinne der „veranstalteten Depressivität" (213). Halhuber ist der Ansicht, daß die Ängstlichkeit der Infarktpatienten teilweise auf den Intensivstationen gezüchtet wird.* Folgenden Fall der Verängstigung haben wir selbst erlebt.

Der Patient wollte beraten werden bezüglich Aufnahme einer Teilarbeit, die nach den medizinischen Befunden auch befürwortet wurde:

44jähriger Automobilverkäufer. Erster Herzinfarkt 1971, zweiter Infarkt Oktober 1972. Wegen anhaltender pectanginöser Beschwerden Koronarographie. Berichtet, er werde immer als ängstlich abgestempelt, das sei aber durch die Ärzte entstanden. Er habe von verschiedenen Ärzten verschiedene Ergebnisse gehört. Anfänglich sei zur Operation geraten, er sei sogar zur Operation vorgesehen gewesen. Durch einen Pfleger sei dann aber mitgeteilt worden, daß er am folgenden Tage doch nicht operiert würde. Stationsarzt habe keine eindeutige Auskunft gegeben. Der Professor habe ihm erklärt, die Durchblutung sei von allein besser geworden, Operation sei nicht notwendig.

Aus den Papieren, die während der Visite auf dem Bett lagen und aus dem Untersuchungsgang habe er aber herausgehört, daß drei Äste seiner Herzkranzarterien befallen seien, und daher die Operation nicht möglich sei. Kur mit Bewegungstherapie habe die Beschwerden jetzt gebessert.

Es muß also in Gesprächen mit dem Herzinfarktpatienten immer wieder ein therapeutisches Erfolgsmilieu aufgebaut werden. Schon 1963 hat v. Hattingberg (100) bei einer Patientenumfrage festgestellt, daß von allen therapeuti-

---

* Persönliche Mitteilung von M. J. Halhuber

schen Maßnahmen während der Kur die ärztliche Aussprache für das Wichtigste gehalten wurde (in 4 Gruppen je 100 Patienten 84–91 %).

Am Anfang unserer Bemühungen hatten wir nach eigenen Erfahrungen gefordert (148), daß ein ärztliches Gespräch schon im Krankenhaus und später in den Rehabilitationseinrichtungen, schließlich in der Kassenpraxis mit Optimismus geführt und Aussicht auf Heilung und Integration in den früheren Lebenskreis verheißend, genau so wichtig sei, wie die medikamentöse Behandlung. Kramm (146, 147) hat das aufgegriffen. Eine Diskussion mit Laurentius (175) konnte unseren Standpunkt klären. Es geht nicht um ein Entweder – Oder, sondern um das Nebeneinander von medikamentöser und psychischer Einwirkung. Sicher ist die Verordnung von Medikamenten einfacher und verlangt weniger Zeit und Engagement des Arztes.

Der zweite Gesichtspunkt der Organisation des Behandlungsverfahrens, hier gemeint als nahtlose durchgehende Betreuung in den Dimensionen Soma, Psyche und soziale Bezüge, erscheint für die endgültige Wiederherstellung ein sehr entscheidener Faktor zu sein. Diese Organisation von Gesundheitsleistungen wird allzu oft noch als nichtärztliche Aufgabe angesehen. Auch kapituliert mancher Arzt wohl vor dem behördlichen Zuständigkeitswirrwarr. Nach v. Ferber (69) sind aber gerade die niedergelassenen Ärzte zur Innovation von neuen Organisationsformen aufgerufen. Wir haben allerdings mit Mudra die Meinung vertreten (156) und auch praktiziert (siehe Tabelle 10), daß alle Ärztegruppen in Zusammenarbeit mit vielen nichtärztlichen Spezialisten diese organisatorische Arbeit leisten sollen (158). Mit Befriedigung haben wir daher die Änderung des § 369 b der RVO ab 1. 10. 1974 angesehen, in welchem man in groben Umrissen ein Rehabilitationsteam mit Ärzten und Versicherungsfachleuten sehen kann. („Die Krankenkassen können im Benehmen mit dem behandelnden Arzt eine Begutachtung durch einen Vertrauensarzt veranlassen, wenn dies zur Einleitung von Maßnahmen zur Rehabilitation, insbesondere zur Aufstellung eines Gesamtplanes . . . erforderlich erscheint".) An dem Rehabilitationsplan sind also beteiligt: Krankenkasse, behandelnder Arzt und Vertrauensarzt. Es fehlen noch die Klinikärzte und die Werksärzte sowie von der Sozialversicherung mindestens die Rentenversicherung.

Fast unbemerkt von den Ärzten ist eine für Rehabilitationsmaßnahmen umwälzende gesetzliche Änderung ab 1. 10. 1974 erfolgt. Nach § 1 des Gesetzes zur Angleichung der Leistungen in der Rehabilitation sind die Maßnahmen darauf auszurichten, den Behinderten über die früheren Ziele der Eingliederung in Arbeit und Beruf hinaus in die „Gesellschaft" einzugliedern, d. h. also, daß die diskriminierende Altersgrenze für die Rehabilitation des Herzinfarktes nicht mehr gilt. Das hat für diese Krankheit erhebliche Bedeutung, wie an der Altersgliederung zu sehen ist (siehe Abbildung 5). Der Vollständigkeit halber sollte das in diesem Kapitel angeführt werden. Da wir aber für die allgemeine Eingliederung in die Gesellschaft keine Normen entwickeln können und deshalb schwerlich sagen können, ob eine solche Eingliederung nun geglückt oder mißglückt ist, kann diese Frage im weiteren ausgeklammert werden. Damit ist allerdings nicht behauptet, daß es uninteressant und unwichtig wäre, der Frage nach den außerberuflichen Lebensumständen dieser Menschen nach Herzinfarkt nachzugehen.

5.2 Statistische Angaben aus der Literatur

Von der primär schlechten Prognose des Herzinfarktes scheint man viele Jahre auch auf die schlechte Prognose der Überlebenden geschlossen zu haben. Erste Zahlen der Monographie von Hochrein (107) geben eine Mortalität von 55 % in den ersten 4 Wochen an, dort ist auch eine Angabe von Laubry zitiert, wonach in den ersten 25 Tagen 58 % verstarben. Tatsächlich ist die primäre Prognose nach den Angaben der Heidelberger WHO-Studie (222), die in einer Region alle Infarkte registriert (nicht nur diejenigen, welche ins Krankenhaus kamen), schlechter als nach früheren Untersuchungen angenommen wurde (siehe Tabelle 24).

Angaben zur Frühmortalität des Herzinfarktes			
M. Hochrein (22)	1940	600 Fälle	55,0 % in 4 Wochen
P. Eggers, K. Vogelberg und E. Zylmann (8)	1962	570 Fälle	45,0 % in 40 Tagen
S. Pell und C. A. d'Alonzo (51)	1964	1331 Fälle	30,0 % in 4 Wochen
A. Bernsmeier und Mitarbeiter (2)	1964	443 Fälle	31,7 % in 5 Wochen
K. Kühns und Mitarbeiter (43)	1967	200 Fälle	21,6 % in 6 Wochen
E. Weinblatt und Mitarbeiter (64)	1968	881 Fälle	36,0 % in 4 Wochen
G. Schettler und E. Nüssel (55)	1970/71	753 Männer	41,0 % in 4 Wochen
		348 Frauen	47,0 % in 4 Wochen

Tab. 24
Angaben zur Frühmortalität des Herzinfarktes

Es war schon Hochrein (107) aufgefallen, daß in Einzelfällen bei Überlebenden eine erstaunliche Leistungsfähigkeit wieder erreicht wurde. So konnte ein 65jähriger Mann nach ¼ Jahr seine Arbeit wieder aufnehmen, er wurde eifriger Bergsteiger und Gamsjäger. Auch wurde die Beobachtung mitgeteilt, daß es möglich sei, durch systematisches Kreislauftraining eine Leistungsfähigkeit zu erreichen, die höher sei als vor dem Infarkt. Diese Beobachtung ist für uns jetzt bei den Teilnehmern in den Vereinssportgruppen des „Hamburger Modelles" immer wieder eindrucksvoll. Bei den 600 bis 1945 beobachteten Herzinfarkten hat Hochrein angegeben, daß 41 % wieder voll arbeitsfähig und 39 % beschränkt arbeitsfähig geworden seien. Von verschiedenen Autoren sind Angaben über die Quoten der Arbeitsfähigkeit nach Herzinfarkt vorhanden. Mensen (190) berichtet, daß 66 % seiner Kurpatienten wieder in Arbeit kommen. Bei der Frührehabilitation sind die Zahlen des Auslandes höher. In einer russischen Arbeit von Wolkow und Cans (272) wird angegeben, daß 75 % der Arbeiter eines Walzwerkes durch stationäre oder ambulante Maßnahmen eines eigenen kardiologischen Institutes der Fabrik wieder in Arbeit kamen, davon 68,5 % an dem gleichen Arbeitsplatz. Nach einer kana-

dischen Arbeit von Sibley (235) kommen sogar 85 % wieder in Arbeit. Nach Klingberg-Olson (140) können von den Frühmobilisierten einer schwedischen Rehabilitationsklinik sogar 90 % ihre frühere Tätigkeit wieder aufnehmen. Im Rehabilitationszentrum Krozingen konnten von 1200 Patienten 75 % in die frühere berufliche Tätigkeit zurückkehren, davon die Hälfte in etwa 4 Monaten (überwiegend Herzinfarktpatienten).*
Die ersten Ergebnisse bezüglich Wiederaufnahme der Arbeit aus der Höhenrieder Langzeitstudie hat Angster (2) veröffentlicht. Von den 298 Infarktpatienten, die alle zu einer Spezialbehandlung (Heilverfahren nach § 1236 RVO) waren, wurden 251 = 84,2 % wieder tätig.
Wichtiger Befund dieser Arbeit ist die Beobachtung, daß sogenannte bad risk-Infarkte (transmurale und komplizierte Infarkte sowie Reinfarkte, bedeutsame Rhythmusstörungen, ergometrische Leistungseinschränkung bis einschließlich 75 Watt, Hypertonie, Stoffwechselstörungen) besser wieder eingegliedert werden können nach sorgfältig erstelltem Leistungsbild an neuen adaequaten Arbeitsplätzen.
Alle Untersuchungen sind mit ihren Ergebnissen aber nicht vergleichbar wegen verschiedener Auswahlkriterien. Aus der Heidelberger WHO-Studie liegen Ergebnisse hierzu noch nicht vor.

5.3 Ärztliche Meinungen zum Zeitpunkt der Arbeitsfähigkeit

Literatur mit systematischen Vorschlägen über die Bedingungen, die einerseits die Arbeitsaufnahme erlauben und andererseits diese verbieten, liegt unseres Wissens nicht vor. Zusammen mit Halhuber haben wir erstmals 1974 aus den verschiedenen institutionellen und regionalen Erfahrungen zur Frage der Beurteilung der Arbeitsfähigkeit nach Herzinfarkt Stellung bezogen (94). Bei der gestellten Aufgabe, die Kollegen und die Patienten über diese Frage zu beraten, wurde die Fülle der komplexen Probleme erst bewußt, über die nur spärliche Literatur vorliegt (63, 88, 105, 109). Ein Behandlungs- und Rehabilitationsprogramm kann geändert und ausprobiert werden. Die Erklärung der Arbeitsfähigkeit scheint etwas Absolutes. In den Bereich der wiederbegonnenen Arbeit reichen unsere ärztlichen Kompetenzen und Einwirkungsmöglichkeiten selten hinein. Hier herrschen andere, überwiegend leistungsorientierte Vorstellungen und ökonomische Gesetze. Nicht selten konnten wir beobachten, daß es nach guter medizinischer Rehabilitation und Bejahung der Arbeitsfähigkeit dann aus betrieblichen, nicht medizinischen Gründen, doch zur Berentung kam. Wir hoffen, daß der jetzt obligatorische Werksarzt dazu beitragen wird, den Behinderten – beim Infarktpatienten können wir günstigenfalls vom „bedingt Gesunden" sprechen – im Betrieb

---

* Neujahrsbrief des Benedikt-Kreutz-Rehabilitationszentrums, Bad Krozingen, vom 20. 12. 1973, Blatt 2

positiver zu sehen und menschlicher zu behandeln. Aber auch wir Ärzte müssen bei der Beurteilung des Herzinfarktes umdenken. Mahr (182) hat dazu geschrieben: „Keineswegs ist es übertrieben, wenn man feststellt, daß die häufigste Ursache für die Invalidität die Angst des Patienten, und nicht selten auch die Angst seines Arztes ist." Wenn es uns gelingt, mit modernen Methoden der Rehabilitation den Infarktpatienten zu entängstigen, dann muß es jetzt unsere Aufgabe sein, auch die Ärzte bezüglich der Beurteilung der Infarktpatienen zu entängstigen. Natürlich sind wir uns der Schwierigkeiten einer Systematisierung anhand von Meßwerten bewußt. Die Individualität jedes Krankheitsbildes und jeder Infarktpersönlichkeit muß berücksichtigt werden.

Kein Gespräch	101 Patienten	
Rat zum Rentenantrag	23 Patienten	
Rat zur Umschulung	2 Patienten	
Rat zu einer längeren Arbeitspause	74 Patienten	
2–5 Monate 11 Patienten		
6 Monate 37 Patienten		
9–12 Monate 24 Patienten		
18 Monate 2 Patienten		
Insgesamt	200 Patienten	

Um uns ein Bild davon machen zu können, welche Ratschläge Ärzte im Krankenhaus und in der Kassenpraxis ihren Patienten hinsichtlich der Arbeitsaufnahme geben, hatten wir 1969/70 eine Patientenbefragung durchgeführt (153). Diese 200 Patienten waren eine positiv ausgewählte Gruppe. Alle waren gehfähig, ohne manifeste Zeichen der Myocardinsuffizienz, hatten keine schweren pectanginösen Beschwerden und waren unter 65 Jahre alt. Es handelte sich um 178 Männer und 22 Frauen. 119 übten eine mehr geistige

Kein Gespräch	120 Patienten	
Rat zum Rentenantrag	20 Patienten	
Rat zu einer längeren Arbeitspause	60 Patienten	
2 Monate (1 Patient)		
3–5 Monate (5 Patienten)		
6 Monate (38 Patienten)		
9–12 Monate (16 Patienten)		
Insgesamt	200 Patienten	

Tätigkeit aus, 75 eine handwerkliche Arbeit, 6 waren Berufsfahrer. Der Herzinfarkt, weswegen die Patienten zur vertrauensärztlichen Begutachtung für Kurmaßnahmen oder Beurteilung der Arbeitsfähigkeit vorgeladen waren, lag mindestens 3 Monate zurück. (Befragungsergebnisse siehe Tabelle 25 und 26.)

Die Befragungsergebnisse bestätigten unsere Erfahrung, daß genaue Vorstellungen bezüglich des Zeitpunktes der Arbeitsaufnahme in der Ärzteschaft nicht vorhanden waren.

Tab. 27

Wie lange sollte beim unkomplizierten Infarkt und beim Fehlen von gravierenden Nebenkrankheiten der Zeitraum zwischen Auftreten des Herzinfarktes und Arbeitsaufnahme sein? (1973/74)					
	2–5 Monate	6 Monate	7–12 Monate	über 1 Jahr	nicht absehbar
Ärzte für Allgemeinmedizin N = 119	39 % 46	36 % 43	23 % 28	–	2 % 2
Internisten N = 110	54 % 60	36 % 40	10 % 10	–	–
Vertrauensärzte N = 61	43 % 26	29 % 18	28 % 17	–	–

5 Jahre später (1973/74), nachdem im Hamburger Raum die systematische medizinische Rehabilitation erfolgte und diese Organisationsform mehrfach von uns örtlich veröffentlicht und vorgetragen worden war (50, 152, 154, 155, 159), wurde eine anonyme Befragung zu den Meinungen der Ärzte durchgeführt (162). Wegen Änderung der Organisation war es nicht möglich, die frühere Befragung der Patienten zu wiederholen.

Tab. 28

Meinungsbefragung über Zeitpunkt der Arbeitsaufnahme nach Herzinfarkt						
		2–5 Monate	6 Monate	7–12 Monate	über 1 Jahr	nicht absehbar
1969 200 Patientenangaben über Meinung ihres Krankenhausarztes	N = 74	11	37	24	2	0
101 Patienten kein Gespräch 23 Patienten Rat zur Rente 2 Patienten Rat zur Umschulung 74 Patienten Gespräch über Zeitpunkt der Arbeitsaufnahme						
1973 Angaben von 200 Krankenhausärzten auf Verlegungsanträgen in die Rehabilitationsklinik (Alter der Patienten bis 60 Jahre)	N = 200	150	40	2	0	8
Die Gruppen von 1969 und 1973 sind nicht vergleichbar. Der Trend in Richtung Meinungsumbildung „eher arbeitsfähig" ist aber erkennbar.						

Drei Gruppen haben wir jetzt befragt: Niedergelassene Ärzte für Allgemeinmedizin, niedergelassene Internisten und Vertrauensärzte. Es wurden Fragen
gestellt über Meinungen zur Dauer der Arbeitsunfähigkeit nach Herzinfarkt,
über Faktoren für die Beurteilung der Arbeitsaufnahme (EKG, Herzgröße,
Risikofaktoren, psychische Faktoren) und auszuschließende Arbeitsplätze. An
die Hamburger niedergelassenen Ärzte für Allgemeinmedizin und Internisten wurden je 160 Fragebögen mit Rückporto ausgesandt. Der Rücklauf dieser Bögen der Ärzte für Allgemeinmedizin betrug 121 = 75 %, auswertbar
waren 119. Der Rücklauf von den Internisten dagegen betrug 115 = 72 %,
davon waren 110 auswertbar. Die Rücklaufquote der 61 auswertbaren Fragebögen von Vertrauensärzten war nicht zu bewerten, da kraft Amtes um die
Ausfüllung gebeten wurde und die Anonymität nicht gewahrt war. Vergleichsgruppen mit früheren Meinungen standen uns nicht zur Verfügung.
Man ist übereinstimmend der Ansicht, daß die Arbeit meistens bis zu einem
halben Jahr nach dem akuten Ereignis wieder aufgenommen werden kann
(siehe Tabelle 27).
Um den Meinungstrend der Krankenhausärzte bezüglich der Arbeitsfähigkeit
zu erfahren, haben wir 200 Verlegungsanträge, die von den Ärzten der Akut-

Tab. 29

Es wurde gefragt, ob bei Beurteilung der Arbeitsfähigkeit nach Herzinfarkt die aufgeführten Faktoren eine Rolle spielen. (1973/74)							
		ja		teilweise		nein	
Psychische Faktoren							
Ärzte für Allgemeinmedizin	N = 119	55 %	66	38 %	45	7 %	8
Internisten	N = 110	63 %	69	14 %	16	23 %	25
Vertrauensärzte	N = 61	84 %	51	5 %	3	11 %	7
Risikofaktoren falsche Ernährung und Nikotin							
Ärzte für Allgemeinmedizin		52 %	62	23 %	27	25 %	30
Internisten		32 %	35	29 %	32	39 %	43
Vertrauensärzte		33 %	20	34 %	20	34 %	21
EKG							
Ärzte für Allgemeinmedizin		19 %	22	61 %	73	20 %	24
Internisten		15 %	17	50 %	55	35 %	38
Vertrauensärzte		28 %	17	57 %	35	15 %	9
Herzgröße							
Ärzte für Allgemeinmedizin		35 %	41	46 %	55	19 %	23
Internisten		48 %	53	34 %	37	18 %	20
Vertrauensärzte		57 %	35	33 %	20	10 %	6

krankenhäuser ausgefüllt werden (siehe Tabelle 28), ausgewertet mit der folgenden Frage: Eingliederung in den Arbeitsprozeß voraussichtlich in ... Monaten, Wochen? In 5 Jahren hat sich die Meinung der Krankenhausärzte erheblich in Richtung arbeitsfähig vor und bis zu einem halben Jahr verschoben. Auch wenn ein exakter Vergleich mit der früheren Patientenbefragung nicht erfolgen konnte, so ist doch die Ablesung des Trends in Richtung eher arbeitsfähig erlaubt.

Dieser Meinungstrend bezüglich der früheren Arbeitsaufnahme hat sich allerdings noch nicht deutlich in praxi ausgewirkt. Schon immer war aufgefallen, daß Kreislaufmeßwerte für die Beurteilung der Arbeitsfähigkeit für den behandelnden Arzt keineswegs entscheidend waren (2, 42, 94, 118, 230, 271). Auch die Selbsteinschätzung des Patienten (77) war nicht so sehr durch diese mitgeteilten Werte zu beeinflussen. Das Problem Angst mit dem Urbezug auf das Herz scheint hier eine große Rolle zu spielen. So gehen umgekehrt unsere Erfahrungen mit der Sporttherapie, die auch andere teilen (32, 42, 83, 119, 196, 230), dahin, daß nicht so sehr die möglicherweise zu erreichende Verbesserung der koronaren Durchblutung oder andere somatische Befunde eine Rolle spielen, als vielmehr das Bewußtmachen der Möglichkeit, als Herzkranker wieder körperlich leistungsfähig zu werden. Der Patient erlebt beeindruckend, daß er teilweise leistungsfähiger wird als vor dem Herzinfarkt. In der Befragung ist erkennbar, daß die Meinung derjenigen Ärzte, die sich in der Praxis mit der Frage „arbeitsfähig" befassen, dahingehend tendiert, daß die nicht meßbaren psychischen Faktoren mindestens so wichtig sind wie die Kreislaufmeßwerte. Besonders interessant ist die Meinung bezüglich der Bewertung des EKG-Befundes (siehe Tabelle 29) der für weniger entscheidend gehalten wird.

5.4   Früher arbeitsfähig bei organisierter Rehabilitation

Neben den Meinungen zur Arbeitsfähigkeit nach Herzinfarkt sind wir der Frage nachgegangen, ob die organisatorische Betreuung zur Änderung des Zeitpunktes der Wiederaufnahme der Arbeit führt. Dabei muß berücksichtigt werden, daß bei dieser Untersuchung die letzte Stufe des „Hamburger Modelles", die Vereinssportgruppen am Wohnort, noch keine wesentliche Rolle spielten, da erst ab 1972 der Aufbau erfolgte. Es wurden katamnestisch zwei Gruppen untersucht. Die erste Gruppe bildeten Herzinfarktpatienten aus den Jahren 1968/69, d. h. aus der Zeit der Zufallsrehabilitation. Eine zweite Gruppe waren Patienten aus den Jahren 1970–1972, die unter den Vorstellungen der organisierten Rehabilitation betreut wurden. Eine Auswahl bestand insofern, als der Gesundheitszustand beider Gruppen das Aufsuchen einer vertrauensärztlichen Untersuchungsstelle erlaubte. Schwer kranke Patienten mit Myokardinsuffizienz schieden somit aus. Die Auswertung aller Altersstufen bis 64 Jahre zeigt, daß im alten System nach einem halben

Jahr 7,5 % und im neuen organisierten System 18 % arbeitsfähig waren. Nach Ablauf eines Jahres sind 40 % im alten und 52 % im neuen System arbeitsfähig (siehe Abbildung 19).

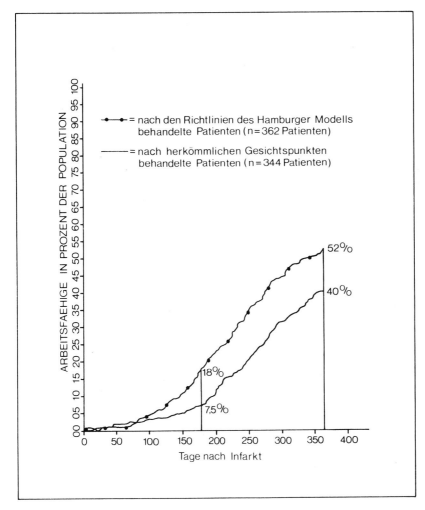

Abb. 19
Arbeitsfähige in Prozent
der Gruppen
im Verhältnis zur Zeit
(Tage nach Infarkt)
Alter bis 64 Jahre

Die auf 2 Jahre ausgedehnte Untersuchung ergibt ein noch weiteres Auseinanderklaffen der Werte auf 55 % im alten und 78 % im neuen System (siehe Abbildung 20).
Eine andere Auswertung bei Patienten bis zum Alter von 47 Jahren zeigt keinen signifikanten Unterschied in der Erreichung der Arbeitsfähigkeit (siehe Abbildung 21). Das mag an versicherungsrechtlichen Faktoren liegen und an gesellschaftlichen Verhaltensmustern der Patienten. Im jüngeren Lebensalter will man den sozialen Status nicht aufgeben, sondern eher noch verbessern. Mit längerer Arbeitsunfähigkeit und damit eventuell Berentung sinkt dieser soziale Status ab. Auch sind im jüngeren Alter die noch niedrigen Rentenbezüge wohl nicht erstrebenswert.

Abb. 20
Arbeitsfähige in Prozent
der Gruppen
im Verhältnis zur Zeit
(Tage nach Infarkt)
Beobachtungszeitraum
2 Jahre

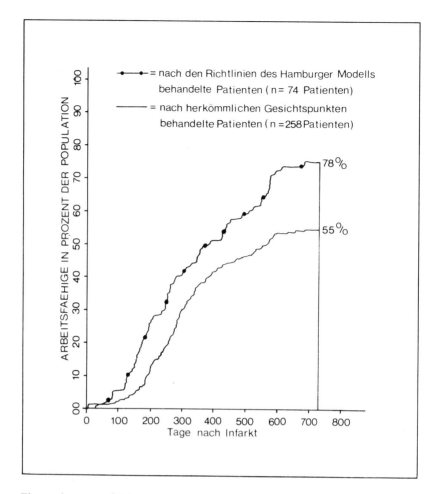

Eine weitere Vergleichsgruppe der 48–57jährigen Herzinfarktpatienten (siehe Abbildung 22) läßt wieder eindeutig erkennen, daß im organisierten System des „Hamburger Modelles" der Herzinfarktrehabilitation die Patienten eher arbeitsfähig werden. Nach einem halben Jahr sind das 24,5 % gegenüber 4 % und nach 1 Jahr 58 % gegenüber 39,5 % Hier ist schon im ersten halben Jahr eine deutliche Verschiebung in Richtung schnellerer Arbeitsaufnahme zu erkennen. Die unterschiedliche Arbeitsfähigkeit in der Altersgruppe der über 58jährigen ist nicht mehr so deutlich. Mit Annäherung an das Rentenalter ist zu vermuten, daß versicherungsrechtliche Überlegungen der Patienten das Ergebnis verändern. Nach einem Jahr sind jetzt 39 % der nach dem „Hamburger Modell" Behandelten gegenüber 29 % im alten System arbeitsfähig.

Nach den Meinungsbefragungen und den statistischen Untersuchungen zur Arbeitsfähigkeit hat sich gezeigt, daß es möglich war, in einer pluralistischen Gesellschaftsform mit freier Entscheidung für alle Beteiligten durch verbesserte Organisation bei der Rehabilitation von Herzinfarkten die Eingliederung in Arbeit und Beruf zu beschleunigen. Auch die Ergebnisse aus der Höhenrieder Langzeitstudie ergeben eine Vorverlegung des Arbeitsbeginnes um etwa 3 Monate (89).

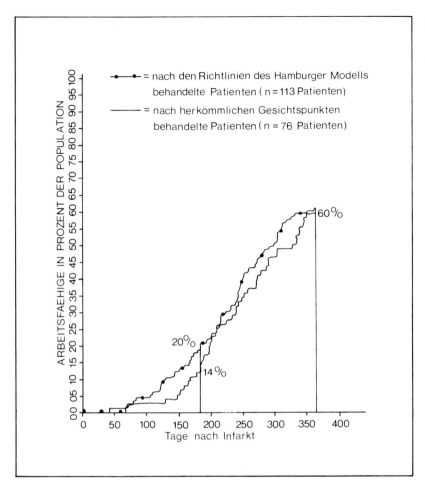

Abb. 21
Arbeitsfähige in Prozent
der Gruppen
im Verhältnis zur Zeit
(Tage nach Infarkt)
Alter bei Infarkt:
bis 47 Jahre

In the figure:

ARBEITSFAEHIGE IN PROZENT DER POPULATION

•——• = nach den Richtlinien des Hamburger Modells
behandelte Patienten (n = 113 Patienten)

———— = nach herkömmlichen Gesichtspunkten
behandelte Patienten (n = 76 Patienten)

60 %

20 %

14 %

Tage nach Infarkt

Es muß die Frage gestellt werden, ob die gegenüber früher schnellere Arbeitsaufnahme nach Herzinfarkt für den Patienten medizinische Komplikationen
beinhaltet. In einer Untersuchung mit Pollack* konnten wir bei allerdings
nur geringen Zahlen keinen signifikanten Unterschied in der Reinfarkthäufigkeit zwischen den Gruppen im alten und neuen System feststellen. Erst
längere Beobachtungszeiträume werden beweisende Ergebnisse erbringen. Es
kann aber auf die Aussage der Arbeitstagung des Rehabilitationsausschusses
der Internationalen Gesellschaft für Kardiologie 1971 in Wien verwiesen
werden (102).

„Die Wiederaufnahme der Arbeit nach Herzinfarkt ist kein besonders gefähr-
liches Unternehmen. Wie 1964 in dem Bericht der Expertenkommission der
WHO über die Rehabilitation von Patienten mit kardiovaskulären Erkrankungen festgestellt wurde (210), hat das gesammelte medizinische Beweisma-
terial gezeigt, daß eine geeignete Tätigkeit auf Dauer weniger schädlich ist

---

* Inauguraldissertation, Hamburg 1975

als Untätigkeit, deren psychologische und sozioökonomische Folgen sich als Unglück für die Familie und eine Last für die soziale Gemeinschaft erweisen können."

Abb. 22
Arbeitsfähige in Prozent
der Gruppen
im Verhältnis zur Zeit
(Tage nach Infarkt)
Alter bei Infarkt:
48 bis 57 Jahre

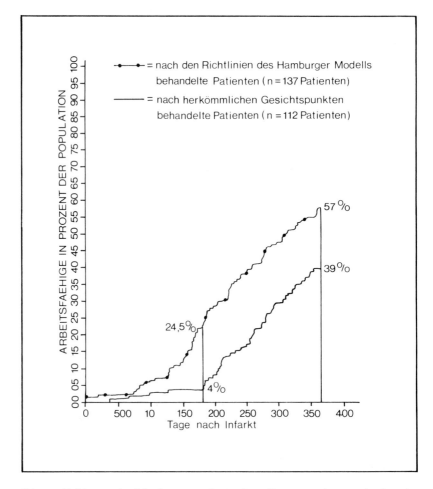

Diesem Erfahrungsbericht können wir uns in vollem Wortlaut nach über siebenjähriger Beschäftigung mit dieser Frage anschließen.

5.5 Der Arbeitsplatz nach Herzinfarkt

Zu den Behandlungskriterien der Arbeitsfähigkeit und des Einsatzes an bestimmten Arbeitsplätzen mit den sehr verschiedenen Anforderungen in körperlicher und geistiger Hinsicht gehören Grundinformationen mit medizinischen, versicherungsrechtlichen, arbeitsmedizinischen und psychologischen Fakten.

5.5.1   Der Begriff Arbeitsfähigkeit. Umschulungen, ungeeignete Arbeitsplätze

Unter Berücksichtigung des § 182 Abs. 1 Nr. 2 RVO und der Rechtsprechung der Sozialgerichte für die Beurteilung, ob Arbeitsunfähigkeit oder Arbeitsfähigkeit vorliegt, ist grundsätzlich von der zuletzt ausgeübten Tätigkeit auszugehen. Dazu muß man also den Beruf und die tatsächlich ausgeübte letzte Tätigkeit seines Infarktpatienten kennen und darüber hinaus sich den Arbeitsplatz mit seinen körperlichen und psychischen Belastungsmomenten beschreiben lassen. Begriffe wie völlige, teilweise oder versuchsweise Arbeitsfähigkeit gibt es nicht. Es kann also ein Patient nach Herzinfarkt nur für die letzte, unmittelbar vor der Krankheit ausgeübte Tätigkeit, auch im gleichen Stundenumfang, arbeitsfähig beurteilt werden. Die Verweisung auf ähnlich geartete Tätigkeit ist nur zumutbar (evtl. leichte Tätigkeit im gleichen Betrieb), wenn der Arbeitgeber bereit ist, im wesentlichen den gleichen Lohn zu zahlen, wie bei der letzten Tätigkeit und damit kein sozialer Abstieg erfolgt.

Es gilt also zu entscheiden, ob nach Herzinfarkt der alte gewohnte Arbeitsplatz in Frage kommt oder eine Umsetzung im Betrieb, vielleicht sogar die Umschulung auf einen anderen Beruf erfolgen muß. Bei der Altersgruppe der Infarktpatienten, die in der größten Zahl über 50 Jahre liegt (siehe Tabelle 30), sind Umschulungen selten. Überwiegend ist es möglich, durch Umsetzungen in der gleichen Firma jetzt auch teilweise mit Hilfe des Werksarztes, einen geeigneten, nicht wesentlich weniger bezahlten Arbeitsplatz zu finden.

	1968	1969	1970	1971	1972	1973
Umschulungen	7	4	5	11	14	8
Stationäre Heilmaßnahmen	302	283	378	680	730	707

Tab. 30
Berufsfördernde
Maßnahmen bei
Herzinfarktpatienten
durch die LVA Hamburg
im Verhältnis zu
Heilmaßnahmen

Es gibt nur wenige Berufe, die völlig ungeeignet sind für Patienten nach überstandenem Herzinfarkt, insbesondere nachdem es sich durchgesetzt hat, daß körperliche Arbeit, wenn nicht mit sehr großen Anstrengungen verbunden, nicht schädlich ist. So können Handwerker, auch schwerer arbeitende, wie Maurer, durchaus wieder in ihrem Beruf tätig sein, wenn keine Zeichen der Myokardinsuffizienz bestehen. Bei der Befragung von niedergelassenen Ärzten für Allgemeinmedizin und Internisten in Hamburg hatten wir auch nach den Berufen gefragt, die auf keinen Fall mehr ausgeübt werden können. Sehr einheitlich wurde geantwortet, Fahrer öffentlicher Verkehrsmittel müßten umgeschult werden. Als ungeeignet wurden Berufe wie Hochofenarbeiter, Bergmann, Seefischer, Schichtarbeiter, aber auch Berufe mit ausgesprochenem Streß genannt. Hier meinen wir nach Einzelfallbeobachtung sagen zu können, daß die berufliche Überlastung weniger vom Arbeitsplatz als von der Persönlichkeit des einzelnen Menschen abhängt. Genannt wurden auch häufiger Kranführer, dieser Beruf ist körperlich nicht schwer, verlangt aber große Aufmerksamkeit. Wir kennen mehrere Infarktpatienten, die diesen Beruf ohne Behinderung wieder ausüben.

Angster (2) hat im Rahmen der Höhenrieder Langzeitstudie 298 Herzinfarkt-patienten 4 Jahre lang halbjährlich nachuntersucht und dabei festgestellt, daß nicht so sehr die körperliche Belastung am Arbeitsplatz als vielmehr die Zufriedenheit mit dem Arbeitsplatz und die Möglichkeit einer vernünftigen Arbeitspauseneinteilung entscheidend ist.

Monotonie am modernen Arbeitsplatz soll bei scheinbarer Gleichgültigkeit und Schläfrigkeit einen gespannten Erschöpfungszustand mit hohem Affektpegel hervorrufen. Angster hat überzeugend nachgewiesen, daß die sogenannten bad risk-Infarkte (siehe auch 5.2) bei der Wiedereingliederung nicht sich selbst überlassen werden dürften, da hier die Arbeitsplätze meistens nicht angepaßt sind. Die Zusammenarbeit von Arzt, Psychologen und Arbeitsvermittlung sei hier dringend erforderlich.

Pathophysiologische
Grundlagen

5.5.2 Pathophysiologische Grundlagen

Zu den Grundinformationen gehört auch das Wissen, wann eine Infarktnarbe ausgeheilt ist. Bei einer nach allen Seiten gleichen Organisationsgeschwindigkeit kann man nach Hort (115) annehmen, daß ein transmuraler Infarkt von der Dicke der linken Herzkammerwand von 10 mm nach etwa 50 Tagen vollständig organisiert ist. Tatsächlich soll aber die Organisation großer Infarkte länger, nämlich 2–3 Monate dauern. Aus diesen Untersuchungen könnte man ableiten, daß Patienten mit kleineren, nicht transmuralen Infarkten 3 Monate nach dem akuten Ereignis beruflich belastbar sein könnten und bei ausgedehntem transmuralem Infarkt mit entsprechenden Komplikationen erst frühestens nach 6 Monaten eine arbeitsmäßige Belastung erfolgen sollte. Bei solchen Überlegungen muß man in Betracht ziehen, ob tatsächlich die beruflichen Umstände eine stärkere Behinderung der Vernarbung darstellen, als Belastungen und kleine Arbeiten im häuslichen Alltag, die man bei den Patienten immer wieder beobachten kann. Die Erfahrungen aus der Frühmobilisation und der Frührehabilitation sprechen nicht für eine hierdurch verzögerte oder mit Komplikationen belastete Vernarbung.

Die Vernarbung ist aber nur eine der pathophysiologischen Grundlagen. Die Messung der myokardialen Leistung, heute durch die Herzkatheteruntersuchung möglich, hat weitere Grundlage zu sein, wie auch die Feststellung der Ausdehnung der Koronarstenosen (Befall eines Astes oder mehrerer Äste) und die Häufigkeit von Arrhythmien.

Beurteilungskriterien

5.5.3 Beurteilungskriterien

Welche Faktoren bzw. Kriterien müssen nun in Betracht gezogen werden, wenn es um das ärztliche Urteil geht:

Ob nach 4 bis 6 Monaten die berufliche Arbeit wieder aufgenommen werden kann, und ob der altgewohnte Arbeitsplatz noch in Frage kommt oder eine Umsetzung im Betrieb, vielleicht sogar eine Umschulung auf einen anderen Beruf, anzustreben sind.

Theoretisch und ideal könnte man die Forderung aufstellen, daß die spezifische körperliche und emotionale Belastung des vorgesehenen Arbeitsplatzes und die individuelle und emotionale Belastbarkeit des Herzinfarkt-Rekonvaleszenten einander entsprechen müßten. Dazu sollten sowohl die Belastbarkeit des Individuums wie die Belastung durch den Arbeitsplatz beurteilt werden können.

Die zahlreichen und sehr unterschiedlichen Belastungsfaktoren der Berufsarbeit lassen sich in vier große Obergruppen zusammenfassen (Leistungsbild nach Kirschbaum, 138): Arbeitsgebundene Zeit, körperliche Belastung, seelisch-geistige Inanspruchnahme, Beanspruchung der Sinnesorgane. Die Faktoren sind aber nach Beruf, Betrieb und Arbeitsplatz stark differenziert (233). Zur Beurteilung der jeweiligen körperlichen und emotionalen Belastungen am Arbeitsplatz sind Gutachter angewiesen auf Informationen und Urteile bzw. Vorurteile des Patienten, des Werksarztes, der Arbeitsplatzumgebung, vor allem aber des vorgesetzten Werkmeisters und Abteilungsleiters. Bei einer positiven Zuwendung des Infarktpatienten zum vorgesehenen, meist gewohnten Arbeitsplatz, sind aber die Unsicherheitsfaktoren der Informationen eher zu vernachlässigen. Im Zweifelsfalle können jedoch eingehende Erkundigungen nötig werden, um Fehlbesetzungen zu vermeiden. Der Beruf, die dortige soziale und psychosoziale Situation, aber auch die private Lebenssphäre spielen für die Eingliederung eine große Rolle; nur wenige Berufe würden wir heute von der Arbeitsaufnahme völlig ausschließen (siehe auch 5.5.1). Zumeist ist es möglich, die Bedingungen am gleichen Arbeitsplatz oder in der Firma zu ändern. Ausgesprochen schwere körperliche Arbeit ist selten geworden. Nach der modernen körperlichen Übungsbehandlung ist auch die früher abgelehnte körperliche Tätigkeit normalen Ausmaßes für die bedingt gesunden Herzinfarkte nicht recht zu begründen. Psychische und psychosoziale stressorische Effekte, wie Arbeit unter Zeitdruck, Schichtarbeit, Nachtarbeit und Überstunden, aber auch schwierige Familienverhältnisse, sind eher zu berücksichtigen. Diese sind aber kein absoluter Hinderungsgrund für die Arbeitsaufnahme, sondern müßten und könnten unter Mithilfe der Sozialdienste beseitigt werden.

Die körperliche und seelische Belastbarkeit des Infarktpatienten zum Zeitpunkt der vorgesehenen Wiederaufnahme der Arbeit betrifft die Summe aller noch möglichen Belastungen und Beanspruchungen (sein positives Leistungsbild).

Die körperliche Belastbarkeit muß beurteilt werden nach
a) Risiko-Anamnese vor und nach Infarkt (Risikoprofil),
b) Infarktkomplikationen und Rehabilitationsverlauf,
c) Verträglichkeit von Alltagsbelastungen und Selbstbeurteilung der körperlichen Leistungsfähigkeit,
d) klinischem Befund und Meßdaten.

Kreislaufdaten: Ruhe-EKG, Thorax-Röntgen, Fahrrad-Ergometrie (mit Blutdruck, Puls, EKG) und in Sonderfällen Druckmessungen mit Hilfe des Herzkatheters, sowie Koronarangiographie.

Laborwerte: Transaminasen, Cholesterin, Triglyceride, Harnsäure, Blutzucker.

Die emotionale Belastbarkeit muß beurteilt werden nach der Selbsteinschätzung des Patienten, die natürlich mit vielen Unsicherheitsfaktoren belastet ist, und nach der Motivation zur Tätigkeit am vorgesehenen alten oder neuen Arbeitsplatz. In Zweifelsfällen kann eine Beurteilung durch Psychiater oder Psychologen notwendig werden.

5.6 Vorstellungen zum Zeitpunkt der Arbeitsaufnahme

Aufgrund internationaler und eigener Erfahrungen darf man davon ausgehen, daß im allgemeinen 4 bis 6 Monate nach einem Infarkt die Berufsarbeit wieder aufgenommen werden kann, und daß von den Arbeitern und Angestellten im mittleren Lebensalter zwischen 45 und 55 Jahren meist eine Arbeit im selben Betrieb (evtl. mit Umsetzung, aber nicht mit Umschulung) angestrebt wird. Mit der Festsetzung des Zeitpunktes der Arbeitswiederaufnahme auf 4 bis 6 Monate nach dem akuten Ereignis beim komplikationslosen Verlauf sind wir keineswegs rigoros. In den USA wie in Schweden (zwei Staaten mit verschiedenen gesellschaftlichen Systemen der ärztlichen Versorgung) wird die Arbeit im Durchschnitt schon nach 3 Monaten wieder aufgenommen. In einem weitverbreiteten amerikanischen Taschenbuch (Lamphier, 169) wird im Zeitplan nach Herzinfarkt die Arbeitswiederaufnahme nach 8 bis 12 Wochen empfohlen. In einem Merkblatt für Infarktpatienten der Kardiologischen Universitätsklinik Wien heißt es wörtlich: „Die Wiederaufnahme der Arbeit soll frühestens 6 Wochen, spätestens 6 Monate nach der Krankenhausentlassung erfolgen, außer es wurde vom Arzt anders empfohlen."

Es ist einfacher, das negative Leistungsbild eines Infarktkranken festzustellen, als das positive, also zu sagen: „Dieser Patient sollte eine regelmäßige Erwerbstätigkeit nicht mehr aufnehmen." Die Mitteilung dieser schicksalhaften ärztlichen Entscheidung an den Patienten verbinden wir immer mit einem längeren Gespräch, wobei wir versuchen, die Hobbies der Patienten herauszufinden und dann auffordern, diese auszubauen. Die Gesamtleistungsfähigkeit wird allerdings trotz gleicher Krankheit immer verschieden sein. Mit Halhuber (94) haben wir den Versuch unternommen, die Kontraindikationen der Arbeitsaufnahme beim Herzinfarkt in einer Tabelle anzugeben (siehe Tabelle 31).

Tab. 31
Kontraindikationen für die Arbeitsaufnahme beim Herzinfarkt. Das sind umgekehrt Indikationen für die Berentung

Kontraindikationen für die Arbeitsaufnahme beim Herzinfarkt. Das sind umgekehrt Indiaktionen für die Berentung.
1. Unbeeinflußbare Herzinsuffizienz
2. Herzwandaneurysma
3. Häufige unbeeinflußbare Arhythmien
4. Häufige pectanginöse Beschwerden
5. Progrediente Fälle mit allgemeiner Gefäßsklerose
6. Schwere Nebenkrankheiten (z. B. Diabetes, Krankheiten des bronchopulmonalen Systems

Zu 1: Bezüglich Insuffizienzerscheinungen geben die sorgfältige Anamnese (Dyspnoe schon bei geringen Anstrengungen) und das Ergebnis der Fahrrad-Ergometrie sowie die Herzgröße im Röntgenbild, in besonderen Fällen auch die Druckmessung mit Schwemmkatheter, wichtige Hinweise. Schwierig wird die Beurteilung bei ungenügender Therapie (zu wenig Digitalis und

Diuretika). Für den Gutachter handelt es sich oft darum, taktvoll einen Weg zu finden, um mit dem behandelnden Arzt zu sprechen.

Zu 2: Bei Verdacht auf Herzwandaneurysma nach Röntgenbild und EKG sollte unbedingt eine Ventrikulographie und Koronarangiographie durchgeführt werden. Die operative Entfernung eines Aneurysmas ist heute möglich und eine der erfolgversprechenden Operationen (232). Wir kennen Patienten, die nach der Operation in unseren Vereinssportgruppen am Wohnort mitturnen und wieder voll leistungsfähig geworden sind.

Zu 3: Gefährliche Rhythmusstörungen sind anfallsweise Kammertachykardie, polytope und salvenartige Extrasystolen und R auf T Extrasystolen sowie bradykarde Rhythmusstörungen, die unter Belastung verstärkt werden. Eine verläßliche Auskunft über das Vorhandensein solcher Rhythmusstörungen zur Zeit der Arbeitswiederaufnahme ergibt neben der Anamnese über den Rehabilitationsverlauf und der Fahrrad-Ergometrie unter Umständen in Problemfällen eine Telemetrie oder ein Bandspeicher-EKG.

Zu 4: Unbeeinflußbare Stenokardien, die schon bei durchschnittlichen körperlichen oder bei den auch während der Berufsarbeit zu erwartenden seelischen Belastungen auftreten, sind ein Grund für die Berentung. Einen Hinweis ergibt unter Umständen der tägliche Verbrauch an Nitrokörpern.

Zu 5: Bei Befallensein der Hirnarterien (allgemeiner Abbau) und peripherem Gefäßverschluß, die auf eine allgemeine Gefäßsklerose schließen lassen, sind wir mit der Beurteilung „arbeitsfähig" zurückhaltend und raten zur Berentung.

Zu 6: Zusätzliche Krankheit, z. B. eine chronische Lungenerkrankung mit Einschränkung der Atemoberfläche, ein mittelschwerer Diabetes, können eine Berentung angezeigt erscheinen lassen, obwohl der Herzbefund an sich nicht schwerwiegend erscheint. Hier kommt es nicht auf die Summe der Diagnosen, sondern auf das funktionelle Ausmaß der einzelnen Erkrankungen an. Vielfach geschah der ärztliche Rat zur Arbeitsaufnahme oder Berentung bisher unsystematisch und nicht selten aus ärztlicher Unsicherheit, der Verunsicherung des Patienten entsprechend. Anders können wir uns die langen Zeiten der Arbeitsunfähigkeit bis über ein Jahr nicht denken. Die intensiven, organisierten Rehabilitationsmöglichkeiten haben die Situation verändert. Wir meinen, daß die Frage der Arbeitsunfähigkeit auch im allgemeinen nach einem halben Jahr abgeklärt sein sollte.

5.7 Die stufenweise Arbeitsaufnahme (Teilarbeitsfähigkeit)

Arbeitsunfähigkeit liegt vor, wenn die unmittelbar vor dem Eintritt des Versicherungsfalles geleistete Arbeit nicht mehr verrichtet werden kann; das bezieht sich auf die volle vorher geleistete Stundenzahl. In der gesetzlichen Krankenversicherung der Bundesrepublik gibt es nach Sozialgerichtsurteilen keine teilweise oder versuchsweise Arbeitsfähigkeit. Dieser Tatbestand ist bisher nur selten kritisiert worden. Gehrke (72) schreibt hierzu, daß dieses „Alles-oder-nichts-Prinzip" der Krankenversicherung vom sittlichen und ökonomischen Standpunkt nicht tragbar sei. Stein (239, 240) hält es für ein wesentliches Handicap, daß herzkranke Patienten nicht stundenweise in den Arbeitsprozeß eingeschleust werden können. Bei der Analyse der Mängel in der Rehabilitation von Herzinfarkten sind wir auf diesen, für die Wiedereingliederung länger Erkrankter, ungünstigen Faktor gestoßen (153). Der Anlaß für uns, sich mit dieser Frage zu befassen, war ein 55jähriger Ingenieur, der einen Herzinfarkt erlitten hatte. Er war nach dem „Hamburger Modell" aus der Akutklinik in die Rehabilitationsklinik verlegt worden; zwei Monate später wurde ein Heilverfahren in Bad Nauheim durchgeführt. Ein Jahr nach dem Infarkt hatte er versucht, bei seiner alten Firma die Tätigkeit erst einmal für halbtags wieder aufzunehmen. Diesem Versuch wurde von der Firma nicht zugestimmt. Man riet zur Renteneinreichung. Bei Begutachtung stellten wir einen günstigen Ausheilungsbefund fest. Der Patient war nach Vorstellungen über die Ausheilung von Herzinfarkten als bedingt gesund anzusehen. (Stadien der Belastbarkeit nach Donat, Halhuber, Krasemann, siehe Tabelle 12.)

Es mußte also eine Zwischenlösung gefunden werden. Hierfür gibt es zwar in der Rentenversicherung der Bundesrepublik Deutschland die Möglichkeit einer Teilrente oder einer Zeitrente. Die Verfahren, um diese zu erreichen, sind aber für kurzfristige Übergangslösungen zu schwerfällig. Die Berentung, besonders bei jüngeren Patienten, greift erheblich in das Lebensschicksal ein, bei einem Teil der Patienten kommt es auch zur Bahnung einer dann weiter gewünschten Rente. Ein sehr interessanter psychologischer Aspekt ist der Hinweis darauf, daß allein das Wort „Rentenversicherung" rehabilitationsfeindliche Assoziationen hervorrufen kann (229). Auf unseren Rat nahm dieser Patient seine Berufstätigkeit mit 4 Stunden täglich auf. Die Techniker-Krankenkasse zahlte den Ausgleich des Gehaltes. Nach 3 Monaten wurde die Berufstätigkeit auf 6 Stunden und nach weiteren 2 Monaten auf die volle Stundenzahl gesteigert.

Die Techniker-Krankenkasse hat dann auf unsere Anregung die Einführung eines Genesendengeldes beschlossen, wodurch der entsprechende Anteil des Lohnausfalles ausgeglichen wird. Diese Maßnahme ist für den Versicherten freiwillig. Da die zuletzt vor Eintritt der Arbeitsunfähigkeit ausgeübte Tätigkeit in vollem Umfange noch nicht wieder verrichtet werden kann, ist der Patient (medizinisch) für den behandelnden Arzt und den Vertrauensarzt noch arbeitsunfähig. Es kann aber nach den medizinischen Befunden der Ratschlag zur stufenweisen Aufnahme der Arbeit gegeben werden. Die Firmen können zu dieser Form der Wiedereingliederung nicht gezwungen werden. Für den Patienten besteht die Möglichkeit, den therapeutischen Arbeitsversuch jederzeit abzubrechen. Erst bei voller Wiedereingliederung wird der Patient arbeitsfähig im Rechtssinne. Bis dahin handelt es sich um eine therapeutische Maßnahme. Drei typische Beispiele können den Modus verdeutlichen. Die anfangs nur mit Herzinfarkten praktizierte stufenweise Arbeitsfähigkeit wurde selbstverständlich auch auf Patienten mit anderen länger dauernden und schweren Krankheiten übertragen.

Fall I: Frau St., geb. 1944, technische Angestellte. Arbeitsunfähig seit 7. 7. 70. Am 18. 7. 70 Operation eines Ovarial-Carcinoms, Telekobaltbestrahlung. Krankenhausarzt rät zur Berentung. Patientin möchte aber wieder arbeiten. Nach Untersuchung rät der Vertrauensarzt zur stundenweisen Arbeitsaufnahme. Am 3. 1. 72 Beginn mit 4 Stunden täglich. Volle Arbeitsaufnahme im alten Beruf am 15. 3. 72. Für die Zeit der Halbtagstätigkeit voller Lohnausgleich durch Genesendengeld der Techniker-Krankenkasse.

Fall II: Herr H., geb. 1915, technischer Angestellter einer Schiffswerft. Arbeitsunfähig seit 21. 6. 71 wegen chronischer Polyarthritis der Finger- und Zehengelenke mit Deformierungen. Mehrere Operationen der Finger- und Zehengelenke (Synoviektomien). Untersuchung durch Vertrauensarzt ergibt gutes Ergebnis. Patient möchte wieder arbeiten. Beginn am 2. 10. 72 mit 4 Stunden täglich. Ab 14. 2. 73 6 Stunden im Beruf tätig und ab 15. 3. 73 voll in den Beruf eingegliedert. Bis zum Zeitpunkt der Aussteuerung mit Krankengeld übernahm die Betriebskrankenkasse Blohm & Voß Krankengeldzahlung unter Anrechnung des erzielten Lohnes für die stundenweise Tätigkeit. Die Firma zahlte für die letzten Wochen nach der Aussteuerung trotz 6stündiger Tätigkeit den vollen Lohn.

Fall III: Herr K., geb. 1921, Schauermann im Hafen. Arbeitsunfähig seit 4. 1. 72 wegen Hinterwandinfarkt des Herzens. 4. 1.–18. 2. 72 Akutkrankenhaus. 2. 3.–22. 3. 72 Rehabilitationskrankenhaus. Seit Mai 1972 in einer Herzinfarktvereinssportgruppe. Möchte die Arbeit aufnehmen. Nach Untersuchung durch Vertrauensarzt wird die Arbeit im Hafen am 25. 5. 72 für 4 Stunden aufgenommen. 6 Stunden Arbeit ab 10. 8. 72. Volle Tätigkeit ab 1. 10. 72. Die Betriebskrankenkasse Hamburg-Süd übernahm die Krankengeldzahlung unter Anrechnung des erzielten Lohnes für die stundenweise Tätigkeit.*

5.7.1 Medizinische Gründe für die stufenweise Arbeitsfähigkeit

Medizinisch liegt unseren Vorstellungen zugrunde, daß es für Patienten mit langer Erkrankung unphysiologisch ist, bei Trainingsverlust – bezogen auf die letzte Tätigkeit in geistiger und körperlicher Hinsicht (111) – bei längerer Arbeitsruhe sofort wieder mit der vollen Arbeit zu beginnen. Um wieder die volle Leistung zu erreichen, ist ein Auftrainieren notwendig. Das ist in der Sportmedizin allseits bekannt und anerkannt. Interessanterweise geschieht eine solche langsame Einarbeitung mit verminderter Stundenzahl, auch mit vollem Gehalt, nicht selten bei Menschen in leitender Stellung. Man war aber nicht auf die Idee gekommen, diese Möglichkeit auf die nicht privilegierten Bürger zu übertragen, hier fiel mancher Patient in ein versicherungsrechtliches Loch.
Moderne Rehabilitationszentren für Herz- und Kreislauferkrankungen (z. B. Benedikt-Kreutz-Rehabilitationszentrum, Bad Krozingen) tragen diesem Umstand Rechnung durch Werkstätten, die schon während der medizinischen Rehabilitation auch die berufliche Rehabilitation fördern wollen (22). Einmal sind solche Einrichtungen aber selten, zum anderen halten wir es für

---

* Im Oktober 1975 erfolgte Rückfrage bei den Krankenkassen, alle drei Patienten waren noch voll in Arbeit.

besser, am alten eigenen Arbeitsplatz in der vertrauten Umgebung den Patienten zu trainieren. Das ist auch verständlicherweise der Wunsch unserer Patienten. Hiermit kann die Belastbarkeit vor Ort selbst erprobt und ärztlich geprüft werden. Die notwendige aktive Auseinandersetzung mit der Umwelt des Patienten kann hier eher erfolgen als im Schonraum von Rehabilitationskliniken und Berufsförderungswerken (67). Längere Dauer von Arbeitsunfähigkeit beruht häufig nicht auf medizinischen Befunden, sondern viel eher auf Angst und Unsicherheit, ob man die Arbeitsanforderungen auch wieder durchstehen könne. Wir glauben, daß eine sinnvolle Beschäftigungstherapie mit der Vermittlung eines Gefühles des „Gebrauchtwerdens" in der Gesellschaft eine wichtige therapeutische Funktion besitzt.

Ökonomische Gründe für die stufenweise Arbeitsfähigkeit

5.7.2 Ökonomische Gründe für die stufenweise Arbeitsfähigkeit

Neben dem unbestreitbaren persönlichen Vorteil für den Rehabilitanden bei stufenweiser Wiedereingliederung steht der ökonomische Vorteil für die Sozialversicherung, den Arbeitgeber und die Gesellschaft. Beträge für an sich zu zahlendes Krankengeld kommen für die Krankenkassen nicht zur Auszahlung und können anderweitig nutzbringend für die Solidargemeinschaft verwandt werden. Wir halten es für sehr wahrscheinlich, daß die Rentenversicherungen in vielen Fällen vor Rentenzahlungen bewahrt werden und daß die langsame Eingewöhnung am alten Arbeitsplatz berufsfördernde Maßnahmen erspart. Schließlich hat der Arbeitgeber keinen finanziellen Nachteil, ja den Vorteil, seinen bekannten und bewährten Mitarbeiter früher am Arbeitsplatz zu haben. Kosten für die Einarbeitung einer neuen Arbeitskraft entfallen. Die Gesellschaft wird schließlich bei allgemeiner Einführung der stufenweisen Wiedereingliederung länger und schwerer Erkrankter den Vorteil der Steigerung des Bruttosozialproduktes haben.

Lohnausgleich, Bestimmungen, gesetzliche Regelung

5.7.3 Lohnausgleich, Bestimmungen, gesetzliche Regelung

Bei der Diskussion unserer Vorstellungen stellte sich heraus, daß es auch an anderen Stellen in der Bundesrepublik Deutschland Versuche gibt, die zeitweise Teilbeschäftigung als Eingliederungsmaßnahme anwenden. Das Personalamt der Freien und Hansestadt Hamburg* hat bereits 1963 für seine Behördenangestellten verfügt, daß im Einzelfall auf ärztlichen Antrag eine Diensterleichterung für höchstens 6 Wochen möglich sein kann. In dieser Zeit wird die volle Vergütung gewährt, wenn mindestens die Hälfte der regelmäßigen Arbeitszeit geleistet wird.

Bei der Adam Opel A.G. werden länger Erkrankte erst einmal mit leichteren Arbeiten beschäftigt (nicht am alten Arbeitsplatz, sondern in einer sogenannten Genesendenabteilung mit 80 Schonarbeitsplätzen), um die Belastbarkeit zu überprüfen und die Arbeiter wieder an den Rhythmus des Achtstundentages zu gewöhnen.** Hierfür besteht dort eine extra „Genesendenabteilung".

Die Techniker-Krankenkasse hat als erste Krankenkasse der Bundesrepublik 1971 eine Bestimmung bei teilweiser Arbeitsunfähigkeit beschlossen.

---

* Senat der Freien und Hansestadt Hamburg, Personalamt 121.40–4. 3,6; 19. 3. 1963
** Persönliche Mitteilung des Werksarztes Dr. Karow

Hierfür wurde der § 24 der Versicherungsbedingungen (Analog-Vorschrift zu § 187 Nr. 2 RVO – Fürsorge für Genesende) herangezogen. § 24 der Versicherungsbedingungen der Techniker-Krankenkasse lautet: 1 (1) Als zusätzliche Leistungen kann die Kasse eigene Maßnahmen der vorbeugenden Gesundheitsfürsorge, Genesendenfürsorge und der besonderen oder allgemeinen Krankheitsverhütung durchführen. 1 (2) Über diese Maßnahmen erläßt die Kasse Bestimmungen auf dem Verwaltungswege und stellt Richtlinien für ihre Durchführung auf. Der Beschluß des Vorstandes vom 27. 5. 1971 lautet: („Genesendengeld als Maßnahme der Genesendenfürsorge"). Nimmt ein Mitglied auf ärztlichen Rat – aus therapeutischen Gründen – die Arbeit teilweise wieder auf, obwohl es für die zuletzt vor Eintritt der Arbeitsunfähigkeit ausgeübte Tätigkeit noch arbeitsunfähig im Sinne der Krankenversicherung gewesen wäre, gewährt die Techniker-Krankenkasse bei Vorlage eines zustimmenden vertrauensärztlichen Gutachtens im Rahmen der Genesendenfürsorge (§ 24) ein Genesendengeld. Die Höhe des Genesendengeldes darf zusammen mit dem erzielten Netto-Arbeitsentgelt nicht die Höhe des vor Eintritt der Arbeitsunfähigkeit erzielten Netto-Entgeltes – ohne einmalige Zuwendungen – übersteigen.

Die Techniker-Krankenkasse berücksichtigt nicht die Zeit der teilweisen Tätigkeit bei Errechnung der 78wöchigen Anspruchsdauer auf Krankengeld. Die teilweise Beschäftigung kann – sollte der Versicherte nicht erfolgreich wiedereingegliedert werden – nicht zu seinem Nachteil ausschlagen. Nach einer Besprechung der Spitzenverbände der Krankenkassen vom 21./22. 2. 72 (20) wurde von den Orts- und Betriebskrankenkassen die Möglichkeit der stufenweisen Eingliederung in das Erwerbsleben eröffnet. Die Patienten sollen rechtlich als arbeitsunfähig bis zur vollen Wiedereingliederung gelten. Die Versicherten haben weiterhin Anspruch auf Krankengeld, sofern es zusammen mit dem erzielten Netto-Teilarbeitsentgelt das vor Beginn der Arbeitsunfähigkeit erzielte Netto-Arbeitsentgelt nicht übersteigt. Die Zeit der teilweisen Beschäftigung wird auf die 78wöchige Anspruchsdauer innerhalb von 3 Jahren angerechnet.

Nach der RVO haben die Krankenkassen durch die Selbstverwaltung einen gewissen Spielraum für den Leistungssektor. Die modellartige Erprobung der stufenweisen Wiedereingliederung war deshalb möglich. Seit Inkrafttreten des Gesetzes über die Angleichung der Leistungen zur Rehabilitation am 1. 10. 74 ist in das II. Buch der RVO (gültig für die Krankenkassen) der § 182 d eingefügt worden. Hier heißt es, daß „Belastungserprobung und Arbeitstherapie" zu gewähren sind. Wir meinen, das Wort „Belastungserprobung" träfe für die stufenweise Arbeitsfähigkeit zu. Allerdings ist auch im III. Buch der RVO (gültig für die Rentenversicherungen) im § 1237 die Nr. 5 eingefügt. Auch hier steht als Leistung zur Rehabilitation wieder „Belastungserprobung und Arbeitstherapie".

Eine Abgrenzung der Leistungen wird notwendig sein. Wir meinen, daß im 78-Wochen-Zeitraum der Krankengeldzahlung die Krankenkasse das Teilkrankengeld für diese Maßnahmen übernehmen sollte. Wenn die Eingliederung in diesem Zeitraum nicht gelingt – wir haben das bei Herzoperierten immer wieder erlebt, überwiegend durch die langen Wartezeiten bis zur Operation – sollte Übergangsgeld der Rentenversicherung bezahlt werden. Organisatorisch sollte diese Maßnahme durch die Krankenkassen durchgeführt werden. Das entspräche dem Geist des neuen Gesetzes. Es sollte möglich sein, im Interesse des Patienten, dessen freiwillige Mitarbeit hier gefordert wird, finanzielle Nachteile und umständliche zeitraubende Verfahren zu vermeiden. Dieses Verfahren verlangt allerdings nach dem neugefaßten § 183 RVO in Verbindung mit der neuen Nr. 3 § 369 b RVO eine ärztliche Begutachtung darüber, ob eine solche Eingliederungsmaßnahme als Belastungserprobung zweckmäßig und erfolgversprechend sein könnte.

1974 hat eine Organisation niedergelassener Ärzte auf ihrer Bundeshauptversammlung beschlossen, die Tarifpartner aufzufordern, die Voraussetzungen für eine Teilarbeitsunfähigkeit zu schaffen. Damit solle die Möglichkeit der allmählichen Anpassung an die berufliche Belastung erreicht werden. Die bisherige starre Regelung der RVO könne damit dann überwunden werden (64). Damit wird unser modellartiges Vorgehen weiter vorangetrieben.

Festlegung der Rehabilitationsfähigkeit und des Zeitplanes

5.7.4 Festlegung der Rehabilitationsfähigkeit und des Zeitplanes

Für die Beteiligten (Patient, Arzt, Krankenkasse, Firma) muß also ein gewisser Rahmen der Handhabung festgelegt werden. Wenn der Rat für die stufenweise Eingliederung gegeben wird, und der Patient das wünscht, sollte die erste Begutachtung beim Vertrauensarzt erfolgen. Nach unseren Erfahrungen sollte die stundenweise therapeutische Arbeitserprobung erst nach einer Arbeitsunfähigkeit von mindestens 3 Monaten erfolgen. Die Dauer der therapeutischen Maßnahme dürfte in der Regel nicht länger als 6 Monate andauern. Der Vertrauensarzt hätte festzustellen, ob im speziellen Fall Berufs- oder Erwerbsunfähigkeit vorliegt. Wenn das nicht der Fall ist, muß festgestellt werden, ob eine stundenweise Beschäftigung nach dem Befund anzuraten ist und mit wieviel Stunden begonnen werden kann (in der Regel Beginn mit 4 Stunden täglich). Es muß dann ausgesagt werden, für welche Dauer diese erste Stufe gedacht ist und wann eine Steigerung der Stundenzahl voraussichtlich möglich ist. Wir haben darüber in unseren Gutachten bisher einen zeitlichen Plan bis zur voraussichtlich vollen Wiedereingliederung festgelegt. Die zweite Untersuchung für die Steigerung auf 6 Stunden und die letzte Untersuchung für die Frage der vollen Arbeitsaufnahme hat vielfach der behandelnde Kassenarzt dann durchgeführt. Man sollte auch den niedergelassenen Arzt in die sozialmedizinische Verantwortung nehmen und an den Fragen der Rehabilitation mehr beteiligen. Unsere Erfahrung in der Zusammenarbeit ist dabei positiv.

Die Techniker-Krankenkasse hat einen Beurteilungsmodus mit uns ausgearbeitet, wozu der begutachtende Arzt Stellung nehmen sollte (siehe Tabelle 32).

Kritische Bemerkungen

5.7.5 Kritische Bemerkungen

Verschiedentlich ist Kritik an unserem Modell (161) zur stufenweisen Wiedereingliederung geäußert worden. Man könnte diese Rehabilitationsmaßnahme nicht generell einführen. Auch wir meinen, das Verfahren sollte auf Sonderfälle beschränkt bleiben, daher auch eine zeitliche Begrenzung in beiden Richtungen. Es wurde eingewandt, die stundenweise Tätigkeit sei ein Ersatz für eine Teilrente, bei der auch stundenweise gearbeitet werden könne. Aus diesem Grunde waren wir immer der Ansicht, daß eine zeitliche Begren-

Tab. 32

Der Vertrauensärztliche Dienst wird gebeten, wegen Gewährung von Genesendengeld folgende Fragen zu beantworten:

1. Ist Arbeitsfähigkeit eingetreten?

2. Liegt Berufsunfähigkeit/Erwerbsunfähigkeit im Sinne der Rentenversicherung vor?

3. Bestehen gegen die teilweise Beschäftigung Bedenken?

4. Wird sich der Gesundheitszustand des Mitglieds trotz der stundenweisen Beschäftigung verbessern?

5. Wird spätestens bis zum Ablauf der 26. Woche der Genesendengeldzahlung voraussichtlich volle Arbeitstätigkeit möglich sein?

6. Wieviel Stunden kann das Mitglied täglich arbeiten?

7. Für welchen Zeitraum gilt die tägliche Stundenzahl?

8. Wann sollte die nächste Nachuntersuchung durchgeführt werden?

Bei weiteren Nachuntersuchungen wegen Gewährung von Genesendengeld sollen folgende Fragen beantwortet werden:

1. Ist volle Arbeitstätigkeit möglich?

2. Liegt Berufsunfähigkeit/Erwerbsunfähigkeit im Sinne der Rentenversicherung vor?

3. Bestehen gegen die teilweise Beschäftigung Bedenken?

4. Hat sich der Gesundheitszustand des Mitgliedes trotz der teilweisen Beschäftigung gebessert, und wird er sich bei weiterer teilweiser Beschäftigung bessern?

5. Wird spätestens bis zum Ablauf der 26. Woche der Genesendengeldzahlung voraussichtlich volle Arbeitstätigkeit eintreten?

6. Kann die Zahl der täglichen Arbeitsstunden gesteigert werden, ggf. auf wieviel Stunden täglich?

7. Für welchen Zeitraum gilt die tägliche Stundenzahl?

8. Wann sollte die nächste Nachuntersuchung durchgeführt werden?

---

zung der Dauer des Verfahrens notwendig sei und hatten dafür ein halbes Jahr vorgeschlagen. Wenn in der Regel die Eingliederung bis zu diesem Zeitpunkt nicht glückt, kommt auch nach unserer Meinung die Berentung in Frage. Ob man das Verfahren, wie einige Krankenkassen wollen (64), auf spezielle Krankheitsbilder beschränken kann, erscheint uns zweifelhaft. Der Gleichheitsgrundsatz (welche langdauernde schwere Krankheit ist nun schwerer oder wichtiger?) würde verletzt. Das ist wohl auch durch die neue gesetzliche Regelung überholt. Man war anfangs skeptisch über die Möglichkeit, auch Industriearbeiter auf diese Weise eingliedern zu können. So glaubte man, ein Schweißer oder ein Hafenarbeiter in einer Kolonne könne nicht nach 4 Stunden die Arbeit beenden. Unübliches bereitet häufig Schwierigkeiten. Nach Gesprächen mit den Meistern und nach geglückten Beispielen in den Firmen bestanden dann keine Schwierigkeiten mehr. Problematisch ist eine Tätigkeit von 4 Stunden bei langen Arbeitswegen bis zu zweimal

2 Stunden, wie das im Hamburger Raum mit Arbeitskräften aus dem Umland nicht selten ist. Ein solcher Patient hat mit einer Teilarbeit von 3 Tagen angefangen (Montag, Mittwoch, Freitag je 8 Stunden). Es wurde geäußert, das System der umfassenden planmäßigen Rehabilitation mit schließlich stufenweiser Wiedereingliederung in das Arbeitsleben beinhalte alle Essentials, um einen staatlichen Gesundheitsdienst zu etablieren (193). Eine Argumentation gegen diese einzeln dastehende Meinung ist u. E. nicht erforderlich, da eine planmäßige Rehabilitation von Kennern der Materie seit Jahren gefordert wird (Beckmann, Donat, Halhuber, Mahr, Rosskamm, Schäfer). Zu unserem speziellen Thema sagte der Generaldirektor der WHO Dr. MG. Candau beim IV. Internationalen Kongreß für Kardiologie: „Jetzt ist die Zeit für systematische, breitgefächerte Gemeinschaftsaktionen zur angemessenen Versorgung und Rehabilitation derjenigen Patienten gekommen, die plötzlich an einem akuten ischämischen Herzleiden erkranken" (209).

Ergebnisse der
stufenweisen
Arbeitsfähigkeit

5.7.6   Ergebnisse der stufenweisen Arbeitsfähigkeit
1973 hatten wir unsere ersten Erfahrungen zusammengestellt (161). Inzwischen sind wir in der Lage, über die Ergebnisse anhand von 73 Fällen, die in 3 Jahren beobachtet werden konnten, zu berichten (164). Der Modellversuch, erst am Herzinfarktpatienten praktiziert, wurde auch auf andere Krankheiten angewandt (siehe Tabelle 33).

Tab. 33
Statistik von 73 Fällen
der stufenweisen
Arbeitsfähigkeit
(verschiedene
Krankheiten)

Stufenweise Wiedereingliederung nach längerer Krankheit (N = 73)						
	An-zahl	%	Durch-schnitts-alter	Durch-schnitts-zeit	längste Zeit	kürzeste Zeit
erfolgreich	59	80 %	45 Jahre (26–63 Jahre)	13 Wochen	36 Wochen	1 Woche
nicht gelungen	14	20 %	49 Jahre (29–64 Jahre)			

11 der 59 erfolgreich Eingegliederten waren Handwerker, Industrie-, Werft- oder Hafenarbeiter, hierdurch wird auch der Einwand widerlegt, daß diese Art der Eingliederung nur für Büroarbeiter möglich sei.

Tab. 34
Statistik von 41
Herzinfarktpatienten bei
stufenweiser
Arbeitsfähigkeit

Stufenweise Wiedereingliederung nach Herzinfarkt (N = 41)						
	An-zahl	%	Durch-schnitts-alter	Durch-schnitts-zeit	längste Zeit	kürzeste Zeit
erfolgreich	31	76 %	49 Jahre (33–63 Jahre)	15 Wochen	36 Wochen	4 Wochen
nicht gelungen	10	24 %	54 Jahre (44–64 Jahre)	Gründe: 8× Reinfarkt, 2× Myocardinsuffizienz		

Es muß die Frage diskutiert werden, warum in einem Zeitraum von drei Jahren nicht in größerem Umfang von der Möglichkeit dieser stufenweisen Arbeitsfähigkeit Gebrauch gemacht wurde. Wir können dafür mehrere Gründe anführen: Die Möglichkeit ist bisher ungenügend bekannt. Dafür mag ein Beispiel dienen: Bei einem Rundtischgespräch im Juni 1974 in Berlin auf dem Fortbildungskongreß wurde das Thema „Stufenweise Belastung von Kranken bzw. Behinderten" erörtert. Vertreter der Kassenärzteschaft, der Sozialversicherung und des Bundesarbeitsministeriums waren über die modellhafte Lösung dieses Problems nicht orientiert (234).

Das Wissen sozialmedizinischer rehabilitativer Zusammenhänge fehlt vielfach den am Krankenbett und in der Kassenpraxis tätigen Ärzten. Die Entscheidung der Frage, ob ein Patient nach langer Krankheit seine Tätigkeit oder seinen Beruf wieder aufnehmen kann, erfordert neben dem medizinischen Befund das Wissen um den Beruf des Patienten. 1973 haben wir 100 niedergelassene Hamburger Kassenärzte bei den hier üblichen Telefongesprächen über ihren arbeitsunfähigen Patienten (Konsultationsverfahren) gefragt, welchen Beruf dieser Patient habe. Nach mindestens vier Wochen Arbeitsunfähigkeit mußten diese mehrmals untersucht und beraten worden sein. (siehe Tabelle 35).

Wenn der behandelnde Arzt den Beruf seines Patienten nicht weiß – es muß dazu gesagt werden, bei fehlender Ausbildung und Fortbildung in sozial- und arbeitsmedizinischen Fragen – wird er sich auch des speziellen Anliegens der stufenweisen Arbeitsfähigkeit nicht annehmen können.

Tab. 35

Befragung von 100 Kassenärzten in Hamburg über den Beruf eines mindestens 4 Wochen arbeitsunfähigen Patienten (1973)			
N = 100	65 wissen den Beruf nicht	35 wissen den Beruf	2 von 65 können nach der Karteikarte den Beruf angeben

Auch wenn die Möglichkeit der stufenweisen Arbeitsfähigkeit dem Gutachter und der Krankenkasse bekannt ist, so gehen unsere Erfahrungen dahin, daß die Engagement, Zeit und Mühe kostenden Erläuterungen gegenüber dem Versicherten sowie Rücksprachen mit der Firma und dem Werksarzt wohl gescheut werden. Es fehlen auch bisher genügend Werksärzte, die auf der Nahtstelle zwischen dem Genesenden, dem Arbeitsplatz und der Firmenleitung beratend wirken können.

Schlußbetrachtung

Bei langjähriger, analytischer, kasuistischer Beschäftigung mit der Rehabilitation von Herzinfarktpatienten wurde aufgedeckt, daß die Koordination der Heilmaßnahmen zwischen den medizinischen Einrichtungen, damit unter den hier beschäftigten Ärzten und den die Kosten tragenden Sozialversicherungen, ungenügend war. Der Patient wurde nicht als aufgeklärter mitarbeitender Partner mit dem Ziel der Rehabilitation bekannt gemacht.

Nach diesen Erfahrungen entstand in einem zweiten Schritt unter partnerschaftlicher Zusammenarbeit der beteiligten Ärzte aus Akutkrankenhaus, Rehabilitationsklinik, Kassenpraxis und sozialmedizinischem Dienst sowie mit Hilfe der Sozialversicherungen die Organisation einer Herzinfarktrehabilitation, die vom Akutkrankenhaus bis in die Nachbetreuungsgruppe am Wohnort reicht. Der bewußt geplante Ablauf von Gesundheitsmaßnahmen schien uns unerläßlich.

Nach jetzt acht Jahren ziehen wir eine Zwischenbilanz im sozialmedizinischen Bereich. Für die Auswertung der Ergebnisse unserer Bemühungen standen uns keine randomisierten Gruppen zur Verfügung. Ein stufenweises Vorgehen aus Erfahrungen in definierten Gruppen (formative Evaluation) hat vorläufige Ergebnisse erbracht. Weitere prospektive, womöglich auch randomisierte Untersuchungen werden folgen. Nicht gering einzuschätzen für die Ergebnisse ist der regelmäßige Erfahrungsaustausch der aktiv beteiligten Ärzte der Arbeitsgemeinschaft für kardiologische Prävention und Rehabilitation e. V., Hamburg. Hier werden seit 1971 etwa alle vier Wochen besonders Fragen der medizinischen Komplikationen in den Gruppen am Wohnort und der Organisation besprochen, aber auch Fragen der Frührehabilitation in den Rehabilitationskliniken (z. B. Voraussetzung für körperliche Übungsbehandlung und Operationsindikation).

Die konsequente, medikamentöse Behandlung der Grundkrankheiten, wie Hypertonie, Diabetes mellitus, Hyperlipidaemie und Übergewicht ist auch in der Rehabilitation des Herzinfarktes notwendig. Als Basistherapie hat sich in den letzten Jahren die körperliche Übungsbehandlung, die Diätbehandlung sowie die Motivation auf gesunde Lebensweise, wo notwendig Psychotherapie, einen festen Platz erworben. Für den norddeutschen Raum haben wir hierfür Anstöße geben können. Die Vorteile dieser aktivierenden Behandlung gegenüber der früheren mehr inaktivierenden konnten wir nachweisen. Die Rehabilitanden führen in der größeren Zahl wieder ein aktives Leben und kehren früher in den Beruf zurück. Die Verringerung von Reinfarkten und die Reduzierung der Mortalitätsrate nach dem ersten überstandenen Herzinfarkt konnten wir bisher nicht nachweisen, wohl aber die Unschädlichkeit der aktivierenden Therapie bei den vorgenannten Vorteilen.

Die konsequente bis an den Wohnort durchorganisierte Behandlung von Herzinfarktpatienten verlangt eine möglichst genaue morphologische wie funktionelle Diagnostik. Nur hierauf aufbauend kann eine individuell abgestufte medizinische Rehabilitation und die prognostische Beurteilung für versicherungsrechtliche Zwecke erfolgen. Bisher haben Akutkrankenhäuser nur selten entsprechende spezielle Einrichtungen und Erfahrungen für solche Aussagen, auch ist es wohl im akuten Stadium des Herzinfarktes für solche

Aussagen zu früh. Es ist daher nach unseren Erfahrungen auf die Spezialklinik im Anschluß an das akute Stadium nicht zu verzichten. Darüber hinaus ist es dann nicht zu verantworten, wenn der mit optimalen Mitteln erreichte Effekt der Rehabilitation nicht zu weiteren Konsequenzen führt. Es darf keine Einbahnstraße zur Rehabilitationsklinik bestehen. Rückverlegungen in operative Zentren einerseits und Weiterbetreuung in Gruppen am Wohnort unter ärztlicher Überwachung andererseits müssen gewährleistet sein. Obwohl die Kosten in den Rehabilitationskliniken des Hamburger Raumes um ein Drittel geringer sind als in den Akutkrankenhäusern, wäre sonst der Aufwand nicht zu rechtfertigen.

Die am Wohnort in Gruppen weitergeführte ambulante Betreuung in Vereinssportgruppen mit Beiprogramm zur Motivierung auf gesunde Lebensweise als Ergänzung der hausärztlichen Behandlung ist mit durch unsere Anregung als Leistung der Sozialversicherung seit 1. 1. 1974 anerkannt (§ 193 RVO).

Wir möchten für die Zukunft die Rehabilitation am Wohnort, modellartig erst einmal bei Herzinfarktpatienten, als Kassenärztliche Einrichtung institutionalisiert sehen. Die Zusammenarbeit mit Sportvereinen als Kristallisationspunkt dieser Gruppen bietet sich als praktische Lösung an. Die Kosten sind wegen der vorhandenen Strukturen gering. Ernährungsberatung und Motivation auf gesunde Lebensweise könnten wie in unserem „Hamburger Modell" angegliedert werden.

Schon 1971 bei der ersten Zusammenkunft unserer Arbeitsgemeinschaft für kardiologische Prävention und Rehabilitation e. V., Hamburg, wurde festgestellt, daß nach den Erfahrungen mit der Rehabilitation von Herzinfarktpatienten später die Prävention der koronaren Herzkrankheit betrieben werden sollte. Bisher hat nach allen bekannten Arbeiten die Medizin zur Senkung der Morbidität und der Mortalität von Herzinfarkten keine wesentlichen Erfolge errungen. So hat Barmeyer festgestellt, daß bei 9 Patienten mit Koronarsklerose und 25 Patienten mit peripherer, arterieller Verschlußkrankheit (Erst- und Zweitangiographie nach durchschnittlich 22,5 bzw. 36,6 Monaten) trotz Bemühungen die Risikofaktoren medikamentös, diätetisch und mit körperlichem Training auszuschalten, die Grundkrankheit mit Ausnahme von 2 Patienten progredient war (18a). Wir glauben, daß Erfolge einerseits durch eine Frühbehandlung bei bekannten Risikofaktoren erreichbar sein werden. Das könnte ähnlich unserem Modell mit einer Gruppentherapie dieser Risikoträger teils stationär, teils ambulant erfolgen. Noch besser wäre eine Primärprävention, nicht durch ärztliche Behandlung, sondern durch gesundheitliche Anpassung der Menschen an die veränderte berufliche Situation und Lebensweise im privaten Bereich. Das wird nicht einfach sein, weil einerseits die Risiken der Umwelt schwer abzuändern sind, und andererseits die Änderung von Verhaltensweisen auf große Schwierigkeiten beim Patienten stößt. Primäre Prävention kann nur eine Gemeinschaftsaufgabe von Staat, Sozialversicherung, Ärzten, Pädagogen und Soziologen sein. Die Hilfe der Massenmedien ist unerläßlich. Die Gesundheitserziehung muß, um wirksam zu werden, in der Kindheit also in den Schulen beginnen und fortgeführt werden in vorhandenen Möglichkeiten der Erwachsenenbildung (Volkshochschulen, Bundeswehr, während jedes Kuraufenthaltes).

Literatur

1. *ALTER, U., KLAUSING, M.: Effizienzmessungen im Gesundheitswesen. Deutsches Ärzteblatt 45 (1974), 3262; 2. ANGSTER, H.: Herzinfarkt und adäquater Arbeitsplatz, ein wichtiges Nachsorgeproblem. Münch. med. Wschr. 116 (1974), 2007; 3. Anhaltspunkte für die ärztliche Gutachtertätigkeit im Versorgungswesen. Bundesministerium für Arbeit und Sozialordnung (1973); 4. ARNOLD, H.: Rehabilitation und Realismus. Öff. Gesundh.Wes. 5 (1971), 253; 5. AUBERLEN, M.: Sozialärztlicher Dienst – politisch aufgeheizt. Der Deutsche Arzt 19 (1972), 867; 6. AUBERLEN, M.: Gesundheitssicherung. Sozialärztlicher Dienst unnötig. Der Arbeitgeber 3 (1974), 95; 7. AUFDERMAUER, H.: Coronarthrombose durch physische und psychische Belastung. Schweiz. med. Wschr. 42 (1952), 1086; 8. Ausarbeitung des ärztlichen Sachverständigenbeirates beim Bundesministerium für Arbeit und Sozialordnung für die Definition des Faches Sozialmedizin (1967); 8a BARMEYER, J., BUCHWALSKY, R., BLÜMCHEN, G., BAUMEISTER, L., HANSEN, W., BATTKE, H., HARTUNG, H., REINDELL, H.: Der Verlauf der Arteriosklerose an den Koronar- und Beinarterien. Dtsch. med. Wschr. 12 (1976), 443; 9. BAUER, E., KOHLHAUSEN, K., LEKON, E.: Soziale Sicherung und sozialmedizinische Dienste. Asgard, Bonn-Bad Godesberg (1974); 10. BECKMANN, P., WALINSKI, W. u. CH., DE WERTH: Internistische Übungsbehandlung. Hippokrates Verlag, Stuttgart (1961); 11. BECKMANN, P.: Kontrollierte Bewegungspausen. Der Turnwart 11 (1974), 97; 12. BECKMANN, P.: Die Bedeutung der medikamentösen und psychotherapeutischen Beruhigung in der Rehabilitation von Herzpatienten. In K. Donat, Kardiologische Prävention und Rehabilitation am Wohnort. Straube, Erlangen (1975); 13. Bekömmliche Sport-,,Pille" für Herzinfarktpatienten. Schweriner Volkszeitung Nr. 268 (1974); 14. BELEKE, H., KLEIN, E.: Kritische Vorbemerkungen zur Medizin-Meteorologie und zur möglichen Biotropie sogenannter Null-Wetterlagen. Z. f. angew. Bäder und Klimaheilk. 13 (1966), 659; 15. BELEKE, H., KLEIN, E.: Herzinfarkt und Wetter. Z. f. angew. Bäder und Klimaheilk. 13 (1966), 700; 16. BELEKE, H., KLEIN, E.: Herzinfarkte und Witterung. Tagung das Leben nach dem Herzinfarkt (1974). Selbstverlag LVA Hamburg (1975); 17. BERGDOLT, H.: Infarktrehabilitation durch den niedergelassenen Arzt. Ärztliche Praxis 96 (1974), 4145; 18. BERNSMEIER, A., SCHÄFER, I., SCHWARZKOPF, H. J., NIEDERMAYER, W., SCHLAAK, M.: Die Bedeutung von Komplikationen für die Prognose des Herzinfarktes. Med. Klin. 59 (1964), 606; 19. Beschluß zum sozialmedizinischen Dienst der Sozialversicherungsträger. Sozialpolitische Informationen des Bundesministeriums für Arbeit und Sozialordnung 38 (1974), 181; 20. Besprechung der Spitzenverbände der Krankenkassen. Die Betriebskrankenkasse 3 (1973), 195; 21. BEYER, A., WINTER, K.: Lehrbuch der Sozialhygiene. Volk u. Gesundheit, Berlin (1953); 22. BIRMANN, H., LOHMANN, L. R.: Work Simulation after myocardial infarktion. Postgrad. Med. 49 (1971), 147; 23. BLOHMKE, M. et al.: Übergewicht bei berufstätigen Frauen in Abhängigkeit ausgewählter biologischer und sozialer Faktoren. Arbeitsmed. Sozialmed. Arbeitshyg. 7 (1969), 190; 24. BLOHMKE, M. et al.: Medizinische und soziale Befunde bei coronarer Herzkrankheit. Münch. med. Wschr. 13 (1969), 701; 25. BLOHMKE, M., KOSCHORRECK, B., STELZER, O.: Häufigkeit von Risikofaktoren der coronaren Herzkrankheit in verschiedenen Altersgruppen und sozialen Schichten bei Männern. Zeitschr. f. Geront. 3 (1970), 201; 26. BLOHMKE, M.: Ergebnisse epidemiologischer Untersuchungen. Schriftenreihe der Bayerischen Ärztekammer. Zauner, Dachau (1972); 27. BLOHMKE, M., v. FERBER, CH., SCHÄFER, H., VALENTIN, H., WÄNGLER, K.: Was ist Sozialmedizin? Arbeitsmed. Sozialmed. Arbeitshyg. 5 (1972), 118; 28. BLOHMKE, M. et al.: Epidemiologische Studie über coronare Herzkrankheiten. Med. Klin. 41 (1972), 1324; 29. BLOHMKE, M. et al.: Soziale Faktoren und Krankheit bei Arbeitnehmern. Fortschr. Med. 11 (1974), 445; 30. BLUM, I., KUBICEK, F.: Verhalten der Arbeitskapazität im Verlauf einer ambulanten Infarktrehabilitation. Wiener klin. Wschr. 86 (1974), 520; 31. BOCK, H.: Wandel der Rehabilitation in der Sozialversicherung und Ansätze zu einer Erfolgsbeurteilung. Kongreßber. Nord-West-Dtsch. Ges. Inn. Med. 75 (1970), 23; 32. BOCK, H., DONAT, K., ILKER, H. G., KRASEMANN, E. O., LAUBINGER, G.: Herzinfarkt-Training am Wohnort. Hamburger Modell. Münch. med. Wschr. 11 (1973), 449; 33. BOCK, H. E.: Der Internist im Wandel unserer Zeit. Münch. med. Wschr. 28 (1973), 1269; 34. BOCK, H., ILKER, H. G.: Infarktrehabilitation in Vereinssportgruppen nach dem Hamburger Modell. Sportarzt u. Sportmedizin 4/5 (1974), 80 u. 108; 35. BOCK, H.: Beschreibung des Hamburger Modelles der Herzinfarktrehabilitation. Tagung das Leben nach dem Herzinfarkt (1974). Selbstverlag LVA Hamburg 1975; 36. BOCK, H., ILKER, G.-G.: Herz/Kreislauf. Zur Veröffentl. angen.; 37. BRAND, G.: Ernährungsberatung bei Herzinfarktpatienten. Ärztl. Praxis 57 (1974), 2607; 38. BRAUN, L.: Herz und Psyche in ihren Auswirkungen aufeinander. Deuticke, Leipzig u. Wien (1920); 39. BUDELMANN, G.: Einführung in die Rehabilitation. Internist 6 (1971), 225; 40. BUSCH, H.: Das Berufsförderungswerk Hamburg. Der medizinische Sachverständige 2 (1973), Sonderbeilage; 41. CHRISTIAKIS, G. et al.: The anticoronary club. Amer. J. Publ. Hlth. 56 (1966), 299; 42. CHRISTIAN, P., HAHN, P.: Der Herzinfarkt in psychosomatischer und anthropologischer Sicht. Internist 10 (1972), 421; 43. DENNHARDT, W., MISSMAHL, H. P.: Nachuntersuchungsergebnisse von Probanden der Herzinfarktvereinssportgruppen. Kongreßbericht Nordwestd. Gesellsch. Inn. Med. 82 (1974), 69; 44. DENNHARDT, W.: Organisationsform und Ergebnisse beim Hamburger Modell. In K. Donat, Kardiologische Prävention und Rehabilitation am Wohnort. Straube, Erlangen (1975); 45. Die Ergebnisse der Framingham-Studie. Boehrin-*

ger, Mannheim (1965); 46. DOETSCH, W., SCHNABEL, F., PAULSDORF, J.: Lohnfortzahlungsgesetz. Kommentar. Heider, Bergisch Gladbach (1969); 47. DOLL, R., u. BRADFORD HILL, A.: Mortality in Relation to Smoking. Ten Years Observations of Britisch Doctors. Brit. med. J. 1 (1964), 1460 and 1399; 48. DONAT, K.: Koronartherapie im Alter. Z. präklin. Geriatrie 4 (1971), 179; 49. DONAT, K.: Kardiologische Prävention und Rehabilitation am Wohnort. Straube, Erlangen (1975); 50. DONAT, K., KRASEMANN, E. O., KOEFFLER, H.: Vorträge Ärztlicher Verein Hamburg, referiert Hamburger Ärzteblatt 5 (1971), 147; 51. DONAT, K.: Aktuelle Aspekte der klinischen Infarktbehandlung. Vortrag referiert Hamburger Ärzteblatt 8 (1971), 260; 52. DONAT, K., KOEFFLER, H.: Prinzipien und Ergebnisse der Frührehabilitation nach Herzinfarkt im Kr.Haus. Verb. Dtsch. Ges. Kreislauf-Forsch. 37 (1971), 1214; 53. DÖRING, H., LODDENKEMPER, R.: Statistische Untersuchungen über den Herzinfarkt. Z. Kreisl.-Forsch. 51 (1962), 401; 54. DÖRKEN, H.: Koronarverschluß. Thieme, Stuttgart (1961); 55. DÖRKEN, H.: Die Rauchgewohnheiten bei jüngeren Herzinfarktpatienten. Münch. med. Wschr. 4 (1967), 187; 56. DÖRKEN, H.: Die Rauchgewohnheiten bei jüngeren Frauen mit Herzinfarkt. Münch. med. Wschr. 41 (1967), 2129; 57. DÖRKEN, H.: Aktuelle Fragen zum Herzinfarkt. Lebensversicherungsmedizin 2 (1974), 25; 58. DREWS, A., HALHUBER, M. J., HOFMANN, H., MILZ, H., und RUJBR, R.: Bewegungstherapie in der Rehabilitation von Herz-Kreislaufkranken. In W. Hollmann, Zentrale Themen der Sportmedizin. Springer, Berlin – Heidelberg – New York (1972); 59. DUBAR, H.-F.: Psychosomatische Diagnostik. P. P. Hoeber, New York (1943); 60. v. DUSCH, TH.: Lehrbuch der Herzkrankheiten. Engelmann, Leipzig (1868), 334; 61. EGGERS, P., VOGELBERG, K., ZYLMANN, E.: Klinische Studie an 570 Herzinfarkten. Münch. med. Wschr. 104 (1962), 2388; 62. EISENREICH, R., u. WALTHER, H.: Herzinfarkt als Unfallfolge. Z. ärztl. Fortbild. (Jena) 66 (1972), 518; 63. EMMRICH, R.: Herzinfarkt und Wiederaufnahme der Arbeit. Z. inn. Med. 13 (1972), 548; 64. Entschließung der N.A.V. Bundeshauptversammlung 1974 zur Teil-Arbeitsunfähigkeit. Der niedergelassene Arzt 24 (1974), 23; 65. Ergebnisse einer Arbeitstagung des Rehabilitationsausschusses der internationalen Gesellschaft für Kardiologie 1971 (Wien). Boehringer, Mannheim (1973); 66. Erläuterungen der Thesen aus den „Gesundheits- und sozialpolitischen Vorstellungen der Deutschen Ärzteschaft. Abschn. B 3 Zusammenarbeit der Ärzte im Krankenhaus und freier Praxis. Deutsches Ärzteblatt 32 (1974), 2362; 67. v. FERBER, O.: Resozialisation eine Aufgabe der Gesellschaft. A. u. L. 8 (1972), 207; 68. v. FERBER, CH.: Modelle für eine sozialmedizinische Untersuchung des Ernährungsverhaltens. Mitteilung I der Kommission für medizinische Epidemiologie und Sozialmedizin. Deutsche Forschungsgemeinschaft Bonn-Bad Godesberg (1973); 69. v. FERBER, CH.: Ärztliches Selbstverständnis in Frage gestellt. Medical Tribune 51 (1974), 23; 70. Frankfurter Vereinbarung. Vereinbarung über Zusammenarbeit und Verfahren bei Arbeits- und Berufsförderung Behinderter. BKK 10 (1971), 28; 71. GAETTENS-KÜTHMANN, E.: Angewandte Sozialmedizin, Erfahrungen mit einer Rehabilitationsambulanz. Ther. d. Gegenw. (1971), 838; 72. GEHRKE, W.: Sozialmedizin und soziale Sicherheit. Gentner, Stuttgart (1970); 73. GEHRKE, W.: Methoden und Ziele der Rehabilitation im Wandel der sozialen Sicherung. Sozialmedizin und soziale Sicherheit. Gentner, Stuttgart (1970); 74. GEHRKE, W., GEHRKE, L. P.: Trendanalysen zur künftigen Entwicklung in der Rehabilitation. Deutsche Rentenvers. 6 (1973), 366; 75. GILLMANN, H., COLBERG, K.: Untersuchungen über die Lebensphase nach Herzinfarkt. Deutsche med. Wschr. 18 (1969), 933; 76. GILLMANN, H.: Herzinfarkt-Nachsorge. Dtsch. med. Wschr. 19 (1970), 1083; 77. GÖRLICH, D. H.: Psychische Störungen durch Herzinfarkt. Herz/Kreisl. 12 (1973), 532; 78. GOTTHEINER, V.: Die Renaissance der Zivilisationskrankheiten und die Wiederherstellung des Herz- und Gefäßleidenden durch maximale körperliche Übung. Die Rehabilitation 4 (1964), 173, 3 (1966), 105; 79. GOTTHEINER, V.: Long-range strenuous sport training for cardiac reconditioning and rehabilitation. Amer. J. Cardiol. 22 (1968), 426; 80. GOTTHEINER, V.: Anleitung zum Ausdauersport als Vorbeugung und Nachbehandlung des Herzinfarktes. Condition 14 (1973), 4; 81. GOTTHEINER, V.: Coudilian 14 (1973), 4; 82. GROTJAHN, M., MENSEN, H.: Was ist Streß? Hippokrates 44 (1973), 355; 83. HAHN, D., HÜLLEMANN, K.-D.: Ambulante gruppentherapeutische Rehabilitation der Herzinfarktpatienten. Praxis der Psychotherapie 3 (1972), 96; 84. HALHUBER, M. J.: Vorbeugung und Wiederherstellung bei Herz-Kreislauferkrankungen. Schriftenreihe der Bayerischen Landesärztekammer, Bd. 7 (1967); 85. HALHUBER, M. J.: Für und Wider Anschluß-Heilmaßnahmen nach akutem Herzinfarkt. Deutsche Rentenversicherung 1 (1969), 30; 86. HALHUBER, M. J.: Frührehabilitation des Infarktkranken. Vortrag referiert Hamburger Ärzteblatt 8 (1971), 261; 87. HALHUBER, M. J.: Sexualleben nach Herzinfarkt. Sexualmed. 2 (1972), 84; 88. HALHUBER, M. J., LEPPER, M.: Der Koronarkranke am Arbeitsplatz. Arbeitsmed. Sozialmed. Arbeitshygiene 4 (1972), 113; 89. HALHUBER, M. J., STOCKSMEIER, U.: Die Höhenrieder Längsschn.-Studie an Herzinfarktpatienten. Münch. med. Wschr. 31 (1972), 1349; 90. HALHUBER, M. J.: Vor und nach dem Herzinfarkt. Aesopus-Schriftenreihe 9 (1973); 91. HALHUBER, M. J.: Herz-Kreislaufkranke in der Rehabilitation. Rehabilitation durch die Rentenversicherung. Verb. Dtsch. Rentenversicherungsträger 17 (1973), 59; 92. HALHUBER, C. u. M. J.: Sexualberatung von Koronarkranken. Herz-Kreislauf 11 (1974), 591; 93. HALHUBER, M. J., KRASEMANN, E. O.: Die Beurteilung der Arbeitsfähigkeit nach Herzinfarkt. Herz/Kreisl. 1 (1974), 32; 94. HALHUBER, M. J., KRASEMANN, E. O.: Die Beurteilung der Arbeitsfähigkeit nach Herzinfarkt. Herz/Kreisl. 1 (1974), 32; 95. HALHUBER, M. J.: Die moderne umfassende Therapie des Herzinfarktes. In K. Donat, Kardiologische Prävention und Rehabilitation am Wohnort. Straube, Erlangen (1975); 96. HART-

MANN, K. O.: *Führung und Dauertherapie von Infarktkranken in der Praxis*. Der informierte Arzt 8 (1973), 294; 97. HARTMANN, K.-O.: *Das Schorndorfer Modell der Infarktrehabilitation*. In K. Donat, Kardiologische Prävention und Rehabilitation am Wohnort. Straube, Erlangen (1975); 98. HASTEDT, C. H., JUNGMANN, H., SEEVERS, H. H., ZIMMERMANN, I.: *Vergleichende Untersuchungen über maximale Pulsfrequenzen bei der Ergometrie und beim Sport*. Sportarzt und Sportmedizin 6 (1965), 109; 99. v. HATTINGBERG, J., MENSEN, H.: *Systematische Langzeitbehandlung nach Herzinfarkt*. Münch. med. Wschr. 51 (1961), 2534; 100. v. HATTINGBERG, I.: *Langzeitbehandlung im Narbenstadium des Herzinfarktes*. Berliner Medizin 14 (1963), 196; 101. HELLERSTEIN, H. K., HORNSTEIN, T. R., GOLDBERG, H. M., FRIEDMANN, E. H., HIRSCH, E. Z., MARIK, S.: *The influence of active conditioning upon subjects with coronary artery disease*. Canad. med. Ass. J. 96 (1967), 901; 102. *Herzinfarkt – Verhütung – Rehabilitation. Ergebnisse einer Arbeitstagung des Rehabilitationsausschusses der internationalen Gesellschaft für Kardiologie 1971 (Wien)*. Boehringer, Mannheim (1973); 103. HEYDEN, S.: *Referat eines Vortrages über die Verhütung des ersten Herzinfarktes*. Münch. med. Wschr. 36 (1971), Beilage aktuelle Medizin; 104. HEYDEN, S.: *Risikofaktoren für die Infarktpraedisposition*. Kongreßbericht in Medical Tribune 25 (1973), 42; 105. HILMER, W.: *Die Beurteilung von Infarktkranken*. Beiträge z. prakt. Med. 47 (1967), 74; 106. HILMER, W.: *Herzinfarkt und Sportabzeichen*. Z. Kreisl.-Forsch. 4 (1972), 303; 107. HOCHREIN, M.: *Der Myocardinfarkt*. III. Aufl. Steinkopf, Dresden (1944); 108. HOCHREIN, H.: *Entstehung und Beurteilung der traumatischen Coronarinsuffizienz*. Dtsch. med. Wschr. 5 (1950), 490; 109. HOLLDAK, K.: *Begutachtung Herzkranker*. Med. Sachverst. 11 (1964), 241; 110. HOLLMANN, W.: *Der Arbeits- und Trainingseinfluß auf Kreislauf u. Atmung*. Steinkopf, Darmstadt (1960); 111. HOLLMANN, W.: *Körperliches Training als Praevention von Herz-Kreislauferkrankungen*. Hippokrates, Stuttgart (1965); 112. HOLLMANN, W.: *Sport bzw. Körpertraining als Bestandteil der praeventiven und rehabilitativen Medizin*. Lebensvers. Med. 1 (1971), 2; 113. HOLLMANN, W.: *Sport und körperliches Training als Mittel der Präventivmedizin in der Kardiologie*. Zentrale Themen in der Sportmedizin. Springer, Berlin – Heidelberg – New York (1972); 114. HOLLMANN, W.: *Körperliches Training zur Prävention und Rehabilitation degenerativer kardiovasculärer Krankheiten*. Fortschr. Med. 25 (1972), 873; 115. HORT, W.: *Herzinfarkt, Grundlagen und Probleme*. Springer, Berlin (1969); 116. HOUSSA, P.: *Zur Lehre der Rehabilitation im kommenden Europa*. Internist 6 (1971), 226; 117. HÜLLEMANN, K. D., STAHLHEBER, R.: *Telemetrische EKG-Untersuchungen bei Herzinfarktpatienten während der Sporttherapie*. Z. Kreisl.-Forsch. 4 (1972), 289; 118. HÜLLEMANN, K. D.: *Das „Heidelberger Modell" der Infarktrehabilitation*. In K. Donat, Kardiologische Prävention u. Rehabilitation. Straube, Erlangen (1975); 119. ILKER, H.-G.: *Einrichtung von Herzinfarktsportgruppen am Wohnort*. Ärztl. Praxis 84 (1973), 3708; 120. ILKER, H.-G.: *Kardiologische Prävention und Rehabilitation in der Praxis*. Der Kassenarzt 2 (1974), 154; 121. ILKER, H.-G.: *Lebenslange Betreuung der Herzinfarktpatienten am Wohnort*. Tagung das Leben nach dem Herzinfarkt 1974. Selbstverlag LVA Hamburg (1975); 122. ILKER, H.-G.: *Aufgaben und Möglichkeiten des Turnvereines heute und morgen aus medizinischer Sicht*. In K. Donat, Kardiologische Prävention und Rehabilitation am Wohnort. Straube, Erlangen (1975); 123. *Information für Ärzte*. Zeitschrift der Abt. Gesundheits- u. Sozialwesen (Schwerin) 26 (1974), 3; 124. JACOB, W.: *Die gegenwärige Bedeutung der Sozialmedizin Rudolf Virchows*. Dtsch. med. Wschr. 47 (1965), 2113; 125. JENNING, A.: *Stand und Problematik beruflicher Rehabilitation innerorganisch Kranker*. Deutsche Rentenversicherung 6 (1968), 386; 126. JOCHHEIM, K. A.: *Zum Problem der Lehre und Weiterbildung auf dem Gebiet der Rehabilitation in der Bundesrepublik Deutschland*. Internist 6 (1971), 228; 127. JOCHHEIM, K. A.: *Zum Problem der Übungsbehandlung bei degenerativen Herz- und Kreislaufschädigungen*. Kardiologische Rekondition. Dr. Banaschewski (1972); 128. JOCHHEIM, K. A.: *Subspezialisierung auf Rehabilitation. Ausbildung und Weiterbildung von Fachkräften*. Medizin heute 7 (1972), 23; 129. JUNG, K.: *Kardiale Rehabilitation in Israel*. Ärztl. Praxis 27 (1971), 1625; 130. JUNG, K.: *Der Entwurf des Gesetzes über die Angleichung der Leistungen zur Rehabilitation*. Heft 23, Schriften zur Fortbildung Verband Deutscher Rentenversicherungsträger (1974); 131. JUNGMANN, H.: *Schonung als therapeutisches Prinzip*. Arch. f. Phys. Ther. 4 (1969), 229; 132. JUNGMANN, H., STEIN, G.: *Zur Rehabilitation des Infarktkranken*. Arbeitsmed. Sozialmed. Arbeitshyg. 3 (1971), 63; 133. JUNGMANN H., STEIN, G.: *Ortsgebundene Voraussetzungen für eine Herz-Kreislauf-Rehabilitationsklinik*. Z. angew. Bäder- u. Klimaheilk. 20 (1973), 412; 134. JUNGMANN, H., GREESE, G., SCHEIBE, R.: *Auswirkungen der Frührehabilitation nach Herzinfarkt auf das kardiopulmonale System*. Herz/Kreislauf 6 (1974), 61; 135. KENTALA, E.: *Physikal fitness and feasibility of physikal rehabilitation after myocardial infarktion in men of working age*. Dissertation Helsinki (1970); 136. v. KEREKJARTO, M., LIPPERT, H., LIPPERT, U.: *Eine Motivationsstudie über die Teilnahme in den Infarktsportgruppen*. Tagung das Leben nach dem Herzinfarkt 1974. Selbstverlag LVA Hamburg (1975); 137. v. KEREKJARTO, M.: *Motivation zum Sport bei Herzinfarktpatienten*. Europäischer Kongreß für phys. Med. Hmb. Mai 1975. Erscheint in einem Verhandlungsbericht; 138. KIRSCHBAUM, W.: *Arbeitsmedizin und ärztliche Gutachtertätigkeit in der sozialen Krankenversicherung*. Die Betriebskrankenkasse 1 (1971), 8; 139. KISS, E., KUBICEK, F., POLZER, K.: *Weitere Erfahrungen mit der ambulanten Rehabilitationsbehandlung von Infarktkranken*. Wiener med. Wschr. 43 (1973), 622; 140. KLINGBERG-OLSON, K.: *Krankengymnastische Frühbehandlung und Rehabilitation von Herzinfarktpatienten*. Z. Sjukgymnastik 9 (1967), 25; 141. KOEFFLER, H., MANECKE, J., DONAT, K.: *Prinzipien und Ergebnisse der Frührehabilitation nach Herzinfarkt. Kongreßbericht 76 (1971), 20; Nordwestd. Ges. inn. Med., Hanseatisches Verlagskontor Lübeck; 142. KOHLHAUSEN, K.: Hat der Vertrauensarzt beim Lohnfortzahlungsgesetz eine neue Aufgabe? Öff. Gesundh.Wes. 32 (1970), 633; 143. KOHLHAUSEN, K.: Zur Problematik des § 183, 7 RVO. Aus der Sicht der Krankenversicherung. Der med. Sachverst. 2 (1972), 40; 144. KOHLHAUSEN, K.: Die Notwendigkeit der Anwendung neuer Methoden bei der Weiterentwicklung sozialärztlicher Dienste. Öff. Gesundh.Wes. 36 (1974), 640; 145. KOHLHAUSEN, K.: Verordnung von Zimmerstandfahrrädern. Öff. Gesundh.Wes. 36 (1974), Beilage XI; 146. KRAMM, H.: Sozialmedizinisches Management von Anschlußheilverfahren für Herzinfarkte. Bayrisches Ärzteblatt 1 (1973), 27; 147. KRAMM, H.: 2 Jahre Frührehabilitation an der Klinik Höhenried. Fortschr. Med. 3 (1973), 108; 148. KRASEMANN, E. O.: Sozialmedizinische Aspekte des Herzinfarktes. Mat. Med. Nordm. 3 (1970), 157; 149. KRASEMANN, E. O.: Sozialmedizinische Aspekte zur Frage Wiederherstellung des Herzinfarktes u. Balneologie. Öff. Gesundh.Wes. 9 (1970), 458; 150. KRASEMANN, E. O.: Die Koordinierung der Heilmaßnahmen nach Herzinfarkt. Mängel und Möglichkeiten der Abhilfe. Öff. Gesundh.Wes. 12 (1971), 737; 151. KRASEMANN, E. O.: Roundtable-Gespräche über „Rehabilitation im Chronischen Dialyseprogramm". v. Dittrich, P., u. Skrabal, F.: Aktuelle Probleme der Dialyseverfahren. Bindernagel, Friedberg/Hessen (1971); 152. KRASEMANN, E. O.: Die sozialmedizinische Bedeutung des Herzinfarktes. Vortrag auf einer Fortbildungsveranstaltung der Ärztekammer Hamburg, referiert im Hamburger Ärzteblatt 8 (1971), 262; 153. KRASEMANN, E. O.: Die Koordinierung der Heilmaßnahmen nach Herzinfarkt. Öff. Gesundh.Wes. 12 (1971), 737; 154. KRASEMANN, E. O.: Neue Möglichkeiten der Wiederherstellung Herzinfarktkranker. Hamburger Ärzteblatt 2 (1972), 42; 155. KRASEMANN, E. O.: Das Hamburger Modell der Herzinfarktrehabilitation. Bremer Ärzteblatt 2 (1972), 25; 156. KRASEMANN, E. O., MUDRA, W.: Behandlung bis zur Wiederherstellung („Medizinische Rehabilitation") auch Aufgabe der gesetzlichen Krankenkassen. Öff. Gesundh.Wesen 35 (1973), 37; 157. KRASEMANN, E. O., POLLACK, P.: Sozialmedizinische Ergebnisse organisierter Herzinfarktrehabilitation. Kassenarzt 8 (1974), 1304; 158. KRASEMANN, E. O.: Der vereinheitlichte Gutachterdienst. Öff. Gesundh.Wesen 35 (1974), 737; 159. KRASEMANN, E. O.: Sozialmedizinisches Problem erster Ordnung: Herzinfarkt. Rehabilitation ist nur möglich, wenn alle beteiligten Gruppen mitmachen. Ärztl. Praxis 32 (1974), 1558; 160. KRASEMANN, E. O.: Die Herzinfarktrehabilitation nach dem Hamburger Modell. Mat. med. Nordm. 26 (1974), 242; 161. KRASEMANN, E. O.: Stufenweise Wiedereingliederung in Arbeit und Beruf nach längerer Krankheit. Öff. Gesundh.Wesen 36 (1974), 8; 162. KRASEMANN, E. O.: Sozialmedizinische Ergebnisse koordinierter Rehabilitation des Herzinfarktes. Öff. Gesundh.Wesen 37 (1975), 16; 163. KRASEMANN, E. O.: Probleme der Hamburger Infarktrehabilitation für Vereine, Ärzte und Kostenträger. In K. Donat, Kardiolog. Prävention und Rehabilitation am Wohnort. Straube, Erlangen (1975); 164. KRASEMANN, E. O.: Ergebnisse der stufenweisen Arbeitsfähigkeit. 4. Arbeitstagung über das Leben nach dem Herzinfarkt (Hamburg). Abgedruckt von der LVA Hamburg (1975); 165. KRAUSS, H.: Aufgaben der Physiotherapie für die Gesunderhaltung. Fischer, Jena (1974); 166. KUBICEK, F., KISS, E.: Erste Ergebnisse einer ambulanten Rehabilitationsbehandlung von Kranken nach Myocardinfarkt. Wiener med. Wschr. 42 (1972), 609; 167. KUBICEK, F., KISS, E.: Rehabilitation nach Herzinfarkt. Intensivmedizin, Bd. 10 (1973), 420; 168. KÜHN, K., SAMWER, K. F., WETTICH, I. E.: Untersuchungen über die Prognose des Herzmuskelinfarktes. Lebensversicherungsmedizin 1 (1967), 1; 169. LAMPHIER, N.: Medical and surgial Energencies (1970); 170. LANG, E.: Sport und praeklinische Geriatrie. Geriatrie 6 (1975), 147; 171. LAUBINGER, G.: Frühmobilisation nach Herzinfarkt. Herz-Kreislauf 10 (1973), 439; 172. LAUBINGER, G.: Komplikationen in den Herzinfarktsportgruppen. Kassenarzt 8 (1974), 1320; 173. LAUBINGER, G., DENNHARDT, W.: Ergebnisse und Komplikationen nach dem Hamburger Modell. Tagung das Leben nach dem Herzinfarkt. Selbstverlag LVA Hamburg (1975); 174. LAUBINGER, G., BOCK, H.: Komplikationen in den Herzinfarktgruppen. In K. Donat, Kardiologische Prävention und Rehabilitation am Wohnort. Straube, Erlangen (1975); 175. LAURENTIUS, P., HALHUBER, M. J., HOFMANN, H., KRAMM, H., KRASEMANN, E. O.: Frührehabilitation nach Herzinfarkt. Eine Diskussion. Fortschr. Med. 2 (1974), 70; 176. Lehrstühle für Arbeitsmedizin. Die Ortskrankenkasse 8 (1974), 306; 177. LEREN, P.: The effects of plasma cholesterol lowering diet in male survivers of myocardial infarction. Monogr. on Med. Science Universitetsforloget (1966); 178. LEREN, P.: Referat eines Vortrages über Ernährungsstudien bei Herzinfarktpatienten. Münch. med. Wschr. 36 (1971), Beilage aktuelle Medizin; 179. LEUTNER, R.: Statistische Untersuchungen zum Herzinfarkt. VI. Symposium der Deutschen Gesellschaft für Fortschr. auf dem Gebiet der Inneren Medizin. Thieme, Stuttgart (1969); 180. LEUTNER, R.: Morbidität und Mortalität an ernährungsabhängigen degenerativen Krankheiten in der BRD. Ernährungsumschau 20 (1973), 306; 181. LEVINE, S. A., LOWN, B.: „Armchair" treatment of acute coronar thrombosis. JAMA 148 (1952), 1365; 182. MAHR, H.: Die kardiologische Rehabilitation ein umfassender Vorgang. Bundesvereinigung für Gesundheitserziehung. Bonn-Bad Godesberg (1972); 183. MARQUARDT, H.: Erfahrungen im Konsultationsdienst. Öff. Gesundh.Wes. 3 (1973), 185; 184. MATZDORFF, F.: Prävention und Rehabilitation des Herzinfarktes. Lebensversicher. Med. 6 (1971), 1; 185. MATZDORFF, F., LIPPERT, E., SCHMIDT, A., SCHMIDT, K.: Risikoindikatoren für den Reinfarkt. Dtsch. med. Wschr. 98 (1973), 2183; 186. MATZDORFF, F.: Herzinfarkt, Prävention und Rehabilitation. Urban und Schwarzenberg, München – Berlin – Wien (1975); 187. MC. PHERSON, B. D., PAIVIO, A., YUHASZ,*

M. S., RECHNITZER, P. A., PICKARD, H. A., LEFCOE, N. M.: Psychological effects of an exercise program for postinfarkt and normal adult men. Sports Med. and Physic. Fitness 2 (1967), 95; 188. MELLEROWICZ, H.: (Herausgeber) Praeventive Cardiologie. Berlin (1961); 189. MELLE-ROWICZ, H., MELLER, W.: Training. Springer, Berlin (1972); 190. MENSEN, H.: Die Nachbe-handlung von Herzinfarktpatienten. Niedersächs. Ärztebl., Kongreßsondernummer (1967), 38; 191. MENSEN, H.: Psychologische und soziologische Aspekte bei der Rehabilitation von Sozialversicher-ten mit Herzinfarkt. Deutsche Rentenvers. 2 (1972), 109; 192. MENSEN, H.: Herzinfarkt – Schmerz – Angst. Notabene medici 8 (1975), 4; 193. MEYWALD, P.: Die Konfrontation sozialpolitischer For-derung mit den Interessen der Kranken. Der niedergelassene Arzt 2 (1973), 7; 194. MILZ, P., GRÜ-NEWALD, B.: Theorie und Praxis der Bewegungstherapie. Praktische Praeventiv-Kardiologie. Urban und Schwarzenberg, München – Berlin – Wien (1972); 195. MISSMAHL, H. P.: Frühaufstehen und Trainingsprogramm bei Patienten mit Herzinfarkt. Fortschr. Med. 10 (1970), 401; 196. MISS-MAHL, H. D., DENNHARDT, W.: Nachuntersuchungsergebnisse von Probanden der Herzinfarkt-sportgruppen. Ärztliche Praxis 10 (1974), 367; 197. MUHR, G.: Gemeinsamer Sozialärztlicher Dienst notwendig und realisierbar. Soziale Sicherheit 4/5 (1974), 97/129; 198. NAUGHTEN, J. P., HEL-LERSTEIN, H. K.: Exercise testing and exercise training in coronary heart disease. Academie Press, New York and London (1973); 199. NEUMANN, G.: Weiterbildung in Sozialmedizin und Ent-schließung der Arbeitsgruppe „Weiterbildung" auf der Tagung der Deutschen Gesellschaft für Sozialme-dizin. Bd. 55 Schriftenreihe Arbeitsmed. Sozialmed. Präventivmed. Gentner, Stuttgart (1973); 200. NEUMANN, G.: Zur sozialmedizinischen Famulatur nach der neuen Approbationsordnung für Ärzte. Öff. Gesundh.Wes. 35 (1973), 394; 201. OERTEL, H. J.: Therapie der Kreislaufstörungen im Handbuch der allgemeinen Therapie. Ziemmsen, Bd. IV; Vogel, Leipzig (1884); 202. PELL, S., D'A-LONZO, C. A.: Immediate mortality and five year survival of employed men with a first myocardial in-farction. New Engl. J. Med. 270 (1964), 915; 203. PFLANZ, M.: Klinik der arteriellen Hypertonie. Heintz, R., u. Lone H.: Arterielle Hypertonie. Thieme, Stuttgart (1969); 204. PFLANZ, M., u. BRÜGGEMANN, W.: Die Kneippstudie zur Prophylaxe von Koronarkrankheiten. Münch. med. Wschr. 11 (1972), 491; 205. PFLANZ, M., BASLER, H.-D., COLLATZ, J.: Ergebnisse einer Pilot-studie des Kneipp-Bundes zur Prophylaxe von koronaren Herzkrankheiten. Münch. med. Wschr. 11 (1974), 541; 206. POHL, D.: Sozialärztliche Begutachtung durch gemeinsamen Dienst für Angestellte. Der niedergelassene Arzt 2 (1975), 16; 207. POHL v. ELBWEHR: Vorstellung eines Seminars „Be-wegungstherapie" im Rahmen des Gesundheitsparkes München. In K. Donat, Kardiologische Prävention und Rehabilitation am Wohnort. Straube, Erlangen (1975); 208. PRELLER, L.: Praxis und Probleme der Sozialpolitik. Mohr Tübingen (1970); 209. Presse-Verlautbarung WHO Regional Office für Euro-pa (Euro 310), Kopenhagen, Oktober (1970); 210. Rehabilitation of patients with cardiovascular dise-ases (1964), WHO Technical report. Series No. 270 Geneva; 211. REUTER, P.: Die ischämischen Herzkrankheiten im Spiegel der Statistik der Sozialversicherung. Kongreßbericht Nordwestd. Ges. f. inn. Med. 82 (1974), 68; 212. RITTER VON BUSS, F. J.: System der gesamten Armenpflege nach Werken des R. v. Geran-Gerando und nach eigenen Ansichten. Steinkopf, Stuttgart (1843); 213. ROHDE, J. J.: Veranstaltete Depressivität. Strukturelle Effekte von Hospitalisierung auf die psychische Situation des Pa-tienten. Internist 15 (1974), 277; 214. ROSSKAMM, H., REICHELT, H. K., KÖNIG, K.: Körper-liche Aktivität und Herz-Kreislauferkrankungen. Ambr. Barth, München (1966); 215. RUDNICKI, ST.: Comparison of methods for rehabilitating the patients with myocardial infarktion. Study carried out in the frame of Polish-American scientific cooperation: Project No. S.R.S.-19 – p – 58329–f–01; 216. Sachverständigenkommission beim Bundesarbeitsministerium: Thesen für einen sozialmedizinischen Dienst. Deutsches Ärzteblatt 50 (1974), 3629; 217. SCHÄFER, H., u. BLOHMKE, M.: Sozialmedi-zin. G. Thieme, Stuttgart (1972); 218. SCHÄR, M.: Sozialmedizin im Studium. Schriftenreihe Bd. 55, Arbeitsmed. Sozialmed. Präventivmed. Gentner, Stuttgart (1973); 219. SCHAUWECKER, M., u. HÄSSELBARTH, D.: Die Beeinflussung der Übergewichtigkeit als präventivmedizinische Aufgabe von Vorsorgekuren. Arbeitsmed. Sozialmed. Arbeitshyg. 2 (1967), 333; 220. SCHETTLER, G.: Fettstoff-wechselstörungen. Thieme, Stuttgart (1971); 221. SCHETTLER, G.: Raucherrisiko. Dtsch. med. Wschr. 22 (1974), 319; 222. SCHETTLER, G., NÜSSEL, E.: Neuere Resultate aus der epidemiologi-schen Herzinfarktforschung in Heidelberg. Dtsch. med. Wschr. 41 (1974), 2003; 223. SCHIMERT, C.-CH.: Risikofaktoren der Koronarerkrankungen. Präventive Kardiologie. Herausgeber der Senator für Arbeit, Gesundheit und Soziales, Berlin; 224. SCHIPPERGES, H.: Entwicklung moderner Medizin. Probleme, Prognosen, Tendenzen. G. Gentner, Stuttgart (1971); 225. SCHMIDT, A.: Die ärztliche Versorgung in Bewegung. Herausforderung der Rationalisierung. Ersatzkasse 2 (1972), 69; 226. SCHMIDT, A.: Sozialärztlicher Dienst. Plan der Ersatzkassen stellt Vorteile in Frage. Wirt-schaft und Wissen 1 (1975), 15; 227. SCHMIDT, F.: Die negativen Auswirkungen des Rauchens auf Mortalität, Morbidität und Volkswirtschaft in der BRD. Öff. Gesundh.Wes. 36 (1974), 373; 228. SCHMIDT, J.: Höheres Alter und Sport. In W. Hollmann, Zentrale Themen der Sportmedizin. Springer, Berlin – Heidelberg – New York (1972); 229. SCHMIDT, O.P.: Ist eine Rehabilitation am Wohnort zweckmäßig? Ärztl. Praxis 75 (1974); 230. SCHNELLBACHER, R., ROSSKAMM, H., WEIDEMANN, H., BERGMANN, R., BUCHWALSKY, R., BARMEYER, J., REINDELL, H.: Effekte langzeitigen körperlichen Trainings auf den Verlauf der koronaren Herzerkrankung. Münch. med. Wschr. 31 (1972), 1343; 231. SCHOBERT, H.: Sportverletzungen. In W. Hollmann, Zentrale Themen der Sportmedizin. Springer, Berlin – Heidelberg – New York (1972); 232. SCHÖN-

BECK, M., SENNING, A., RUTISHAUER, W., LICHTLEN, P., KRAYENBÜHL, H. P., MEIER, W., MÜLLER, M., WELLAUER, J.: Der Einfluß der Aneurysmektomie auf die linksventrikuläre Funktion. D. M. W. 3 (1975), 77; 223. SCHOLZ, J. F.: Das positive Leistungsbild. Fortschr. Med. 91 (1973), 455; 234. SCHOLZ, J. F.: Bericht über ein Rundtischgespräch mit sozialmedizinischer Thematik. ASP 9 (1974), 195; 235. SIBLEY, I. C.: The post hospital treatment of the patient with cardiac infarction. Appl. Therapeutics 4 (1965) 300; 236. SIECKEL, L.: Möglichkeiten und Grenzen des Vertrauensarztes bei der Begutachtung der Arbeitsunfähigkeit zur Sicherung des Heilerfolges (§ 369 b Abs. 2 RVO). Öff. Gesundh.Wes. 33 (1971), 352; 237. SPAIN, D. M. et al.: Women smokers and sudden death. JAMA 7 (1973), 1005; 238. STEGMANN, J.: Herz und Kreislauf im Sport. In W. Hollmann, Zentrale Themen der Sportmedizin. Springer, Berlin – Heidelberg – New York (1972); 239. STEIN, G.: Diskussionsbemerkung Kolloquium über das Leben nach dem Herzinfarkt; Bad Nauheim 1971. Gedruckt von der BfA Berlin, S. 55; 240. STEIN, G.: Frührehabilitation nach Herzinfarkt. Der Kassenarzt 12 (1972); 241. STEIN, G., RICHTER, U., LOH, J.: Vergleichende telemetrische und ergometrische Funktionsdiagnostik in der Frührehabilitation nach Herzinfarkt. Kongreßbericht 83, Nordwestd. Ges. f. inn. Med. (1974), 54; 242. STEIN, G.: Vergleichende telemetrische Untersuchungen an Herzinfarktpatienten beim Schwimmen, Gehen und Laufen. Zeitschr. f. Phys. Med. 1 (1975), 15; 243. STEIN, G., KRASEMANN, E. O.: Frührehabilitation nach Herzinfarkt. Institutionelle Voraussetzungen aus klinischer und sozialmedizinischer Sicht. Öff. Gesundh.Wes. 3 (1975), 138; 244. STOCKSMEIER, U.: Ein neues tragbares Herzfrequenz-Kontrollgerät für Prävention und Rehabilitation. Herz/Kreislauf 7 (1972), 163; 245. STOCKSMEIER, U.: Die Edukations- und Ernährungsstudie an Patienten nach Herzinfarkt. Halhuber, M. J., u. Milz, P.: Praktische Praeventiv-Kardiologie. Urban und Schwarzenberg, München – Berlin – Wien (1972); 246. STOCKSMEIER, U.: Einige Ergebnisse anamnestischer Erhebungen beim Herzinfarkt. Therapiewoche 8 (1974), 741; 247. STOCKSMEIER, U.: Physiologische und psychologische Variablen aus einer Langzeitstudie an Herzinfarktpatienten. Therapiewoche 8 (1974), 782; 248. STOCKSMEIER, U., WINTER, H., MÜLLER, W.: Die Sterblichkeit der Herzinfarktpatienten in der Höhenrieder Längsschnittstudie. Herz/Kreislauf 9 (1975), 435; 249. STOCKSMEIER, U.: Referat über Ergebnisse der Höhenrieder Langzeitstudie. Dezember 1975, ref. Ärztl. Praxis 102 (1975), 1; 249 a. STRAUZENBERG, S. E., u. MÜLLER, R.: Die Bedeutung von Körperübungen und Sport für die Gesunderhaltung. Fischer, Jena (1974); 250. TEICHMANN, W.: Herzinfarkt im Heilverfahren. Münch. med. Wschr. 11 (1971), 364; 251. TEICHMANN, W.: Effektivität der Gesundheitsförderung. Kardiologische Rekondition. Banaschewski, München-Gräfelfing (1972); 252. TISO, B., HERRLEIN, A., PROHASKA, H., REINER, E. E.: Zur Frage der Frühinsuffizienz beim frühmobilisierten Myocardinfarkt-Patienten. Münch. med. Wschr. 116 (1974), 2001; 253. TÖNS, H.: Schlechtes Abschneiden des deutschen Gesundheitssystemes bei einem internationalen Effizienzvergleich. Die Ortskrankenkasse 23–24 (1974), 999; 254. TRACHTE, H.: Die Rehabilitation durch die Rentenversicherungsträger aus der Sicht der gesetzlichen Unfallversicherung. Heft 7, Schriften zur Fortbildung. Verband Deutscher Rentenversicherungsträger (1971); 255. TURPEINEN, O. et al., SCHETTLER, G.: Diätetische Praevention von Herzkranzgefäßerkrankungen. Thieme, Stuttgart (1971); 256. UFER, G.: Spezifische Behandlungseinrichtungen für die medizinische Rehabilitation. Ärztl. Praxis 3 (1966), 92; 257. v. USLAR, D.: Mensch, Umwelt, Situation. Handbuch der Sozialmedizin, Band I. Enke, Stuttgart (1975); 258. VIRCHOW, R.: Mitteilungen über die in Oberschlesien herrschende Typhus-Epidemie. A. Reimer, Berlin (1848); 259. VIRCHOW, R.: Arzt, Politiker, Anthropologe. E. H. Ackerknecht, Enke, Stuttgart (1957); 260. WANNENWETSCH, E.: Methodik der Kurerfolgsbeurteilung. Kardiologische Rekondition. Banaschewski, München-Gräfelfing (1972); 261. WANNENWETSCH, E.: Heilbehandlung. Problematik und Ergebnisse. 10 Verband Deutscher Rentenversicherungsträger, Frankfurt (1972); 262. WANNENWETSCH, E.: Effektivität und Effizienz in der Rehabilitation. Deutsche Rentenvers. 3 (1975), 148; 263. WEIDEMANN, H., NÖCKER, J.: Herzinfarkte in der Bevölkerung einer Großstadt. Münch. med. Wschr. 107 (1965), 2297; 264. WEIDENER, J., u. MELLEROWICZ, H.: Dosiertes Training bei hypertonen Regulationsstörungen. Internist 11 (1970), 287; 265. WEIDENER, J.: Rehabilitation des Herzinfarktes am Wohnort. Herz-Kreislauf 11 (1973), 490; 266. WEIDENER, J., HÜLLEMANN, K. D., BEINE, G.: Quantität und Qualität des Trainings bei Coronarinsuffizienz und nach Herzinfarkt. Rehabilitative Cardiologie. Karger, Basel (1973); 267. WEIDENER, J.: Das „Berliner Modell" der Herzinfarktrehabilitation. In K. Donat, Kardiologische Prävention und Rehabilitation am Wohnort. Straube, Erlangen (1975); 268. WEINBLATT, E., SCHAPIRO, S., FRANK, CH. W., SAGER, R. V.: Prognosis of men after first myocardial infarction: Mortality and first recurrence in relation to selected parameters. Amer. J. publ. Hlth. 8 (1968), 1329; 269. WEISSENBÖCK, H.: Studien zur ökonomischen Effizienz von Gesundheitssystemen. Thieme, Stuttgart (1974); 270. WHO Working Group on Ischaemie Heart Disease Registers. Euro 8201 (6)/3, Copenhagen (1972); 271. WIENCOTT, E. A., CAIRD, F. I.: Return to work after myocardial infarction. Brit. med. J. 2 (1966), 1302; 272. WOLKOW, W. S., CANS, M. C.: Eine Erfahrung in der Behandlung von Herzinfarktpatienten in einem außerhalb der Stadt gelegenen kardiologischen Institut. Gesundheitswesen russischer Föderation 8 (1968); 273. WWI-Studie Nr. 20: Die Gesundheitssicherung in der Bundesrepublik Deutschland. Bund-Verlag, Köln (1971); 274. WYNDER, E. L., LEMON, F. R., BROGG, I. J.: Cancer and coronary artery disease among seventh day adventists. Cancer 12 (1959), 1016.